DR. MED. ALEXANDER ROSENDORFF

NEUE ERKENNTNISSE IN DER NATURHEILBEHANDLUNG AUS FÜNFZIGJÄHRIGER PRAXIS

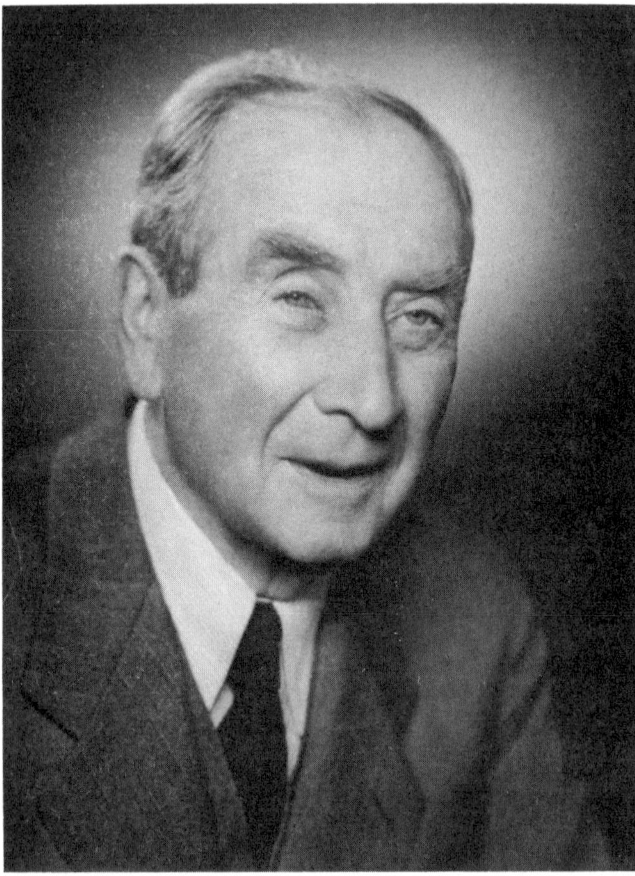

Dr. med. Alexander Rosendorff

Neue Erkenntnisse in der Naturheilbehandlung

Aus fünfzigjähriger Praxis

Von
Dr. med. Alexander Rosendorff

10. Auflage
75. — 90. Tausend

TURM-VERLAG BIETIGHEIM/WÜRTTEMBERG

ISBN 3 799 90177 9

Gesamtherstellung: Otto Zluhan, Bietigheim/Württ.

MOTTO

DER GEFRÄSSIGE, WENN ER VORSICHT NICHT KENNT,
ISST SICH ÜBELKEIT AN;
DEM TÖRICHTEN MANN WIRD SEIN MAGEN ZUM SPOTT,
WENN ER ZU KLUGEN KOMMT.

HERDEN WISSEN, WANN SIE HEIM SOLLEN,
UND GEHN DANN AUS DEM GRAS;
DER UNKLUGE AHNT ABER NIE
SEINES MAGENS MASS.

Edda

„EUER FLEISCHESLEIB SOLL SCHON HIER AUF ERDEN FREI UND ENTLEDIGT WERDEN ALL DER STOFFE, DIE EUCH HINDERLICH SIND IN EURER ENTWICKLUNG AM SEELEN- UND GEISTESBAUE!"

Jakob Lorber

Vorwort

Im vorliegenden Buche habe ich in Kürze das Ergebnis meiner 50jährigen Ärztepraxis, davon 30-jährigen Forscherarbeit als Naturheilarzt, niedergelegt.

In der ersten Hälfte meiner Tätigkeit gelangte ich immer mehr zu der Überzeugung, daß ich durch die allopathische Methode selbst bei einer anscheinend gelungenen Kur die verlorene Gesundheit nicht wiedergeben konnte.

Ich ahnte, daß in den überlieferten Theorien und Dogmen eine Lücke sein müsse, andererseits konnte ich mir niemals vorstellen, daß das größte Wunderwerk des Schöpfers, der menschliche Körper, so mangelhaft gebaut sei, daß es einer ungeheuren Menge von über 15 000 verschiedenen Arzneimitteln und der vielen Krankenanstalten bedürfe, um ihn vor Schaden, vor vorzeitigem Untergang zu bewahren.

Durch Beobachtungen am eigenen Körper und an Patienten lernte ich allmählich die Quellen der sogenannten Krankheiten erkennen und entdeckte schließlich in der Ptose, der Magenerweiterung, die Grundursache fast aller Leiden. Ich fand auch das Mittel, die Ptose radikal zu beseitigen und unter Zuhilfenahme bekannter Naturheilmethoden und der Homöopathie jede Krankheit durch Reinigung des verschmutzten Körpers radikal zu heilen.

Die Prinzipien dieser Heilmethode sind Naturgesetze, deren Wirksamkeit jeder Mensch an sich selbst kontrollieren kann. Ich habe sie an Tausenden von Kranken in immer gleichbleibender Weise bestätigt gefunden. Sie wird an Einfachheit der Anwendung von keiner anderen Heilmethode übertroffen. Sie gibt dem Arzt unbedingte Gewißheit, auch allerschwerste Krankheiten heilen zu können, und dem Laien, der die hier enthaltenen Lehren getreu befolgt, das erhebende Gefühl, mitgeholfen zu haben an seiner Gesundung, geistige Werte in sich geweckt zu haben und die Sicherheit vor weiteren Erkrankungen. Sie ist die Heilmethode der nächsten Zukunft.

Ich danke meinen Patienten für das Vertrauen, das sie mir entgegenbrachten, obgleich meine Methode ihnen vollständig fremd war und mit der Entsagung von manchen liebgewordenen Gewohnheiten verbunden ist.

Wien, 28. Mai 1951.

Vorwort zur 3. Auflage:

Ich bin überrascht und gerührt über die schnelle Verbreitung meines Buches. Für Laien geschrieben, mag es vielleicht nicht ganz der scharfen Kritik vieler Ärzte gerecht geworden sein. Aber immer ist der Erfolg, die Gesundung leidender Menschen, die Hauptsache. Und für diese liegen mir ungezählte Briefe aus aller Welt als dankbarer Widerhall vor.

Wien, am 29. April 1956.

Vorwort zur 4. Auflage:

Wenn ich aus der Fülle der Heilung verschiedentlicher Erkrankungen, die ich auch seit der letzten

Auflage erleben durfte, Einzelfälle herausgreife, so gewährt mir die größte Befriedigung die Heilung der Tbc., deren Therapie ich schon im Buche an mehreren Krankheitsbildern beschrieben habe.

Es kamen aber auch solche Fälle im letzten und vorletzten Stadium; da kann auch meine Methode das zerfallende Gewebe nicht mehr ersetzen.

Sonst aber kann man durch Auflage eines Cantharidenpflasters, wie schon gezeigt, den Eiter aus der Caverne ziehen. Bei mehreren Cavernen oder bei Streuherden verfahre ich so, daß ich die erste Caverne gleich mit Pflaster belege, die nächste nach einer Woche usw. und diesen Rhythmus auf die gleiche Stelle alle drei Wochen wiederhole — bis der Patient keine Schmerzen mehr hat, die Temperatur normal ist — und der Arzt kein Geräusch mehr vernimmt!

Mit solchen Fällen kann ich auch aus der jüngsten Zeit meine Methode vielfach belegen, vorausgesetzt, daß die Patienten auch die ableitenden Bäder (Frauen das Reibesitzbad zweimal täglich je zwanzig Minuten, bei 14° C — Männer das Rumpfreibebad zehn Minuten zu gleicher Temperatur) und die Weisungen über Diät gewissenhaft einhalten! Welche Wohltat für die leidenden Kranken, welche Entlastung für den Staat würde es bedeuten, wenn die Ärzte d i e s e m e i n e Erfahrung aufgreifen und die frischen Fälle nach dieser Methode behandeln würden und es nicht erst zu weiterem Zerfall des Lungengewebes kommen ließen!

Dieser Wunsch gehört mit zu meiner gewissenhaften Verantwortung für die neue Auflage.

Ich beauftrage meine Ordinationshilfe, zu dieser

Neuauflage im Anhang aus unserer Praxis einige Beobachtungen zu schildern.

Wien, am 26. Juni 1958.

Vorwort zur 5. Auflage

Mit innerer Freude habe ich festgestellt, daß auch die 4. Auflage in so kurzer Zeit vergriffen war — ein Beweis, wie notwendig und dringend für so viele Kranke diese Naturheilbehandlung ist.

Die Richtigkeit meiner Therapie zeigt sich an mir selbst: Trotz meines 90. Lebensjahres kann ich den drängenden Wünschen meiner Patienten aus dem In- und Ausland noch jederzeit gerecht werden.

Ich bin dringend gebeten worden, noch einige Ratschläge über Leber- und Gallenleiden hinzuzufügen, die in letzter Zeit häufig zu einer infektiösen Gelbsucht führen. Die Ursache dieser Erkrankung muß in einem äußeren Faktor gesucht werden.

Ich mache die Patienten aufmerksam, daß Karotten, Obst, durch den Mixer gedreht und getrunken, derart konzentriert sind, daß die Menschen sich nicht genug Zeit nehmen zum Einspeicheln. Die gepreßten Säfte und gemixten Speisen wirken dann als Reiz auf Leber und Galle.

Ebenso können die gespritzten Weintrauben nicht vorsichtig genug gewaschen werden und dürfen nicht im Übermaß genossen werden. Wenn doch das biologisch gezüchtete Gemüse schon bald Allgemeingut würde!

Überhitztes Fett — also alles Gebratene — ist zu meiden, sowie auch gekochte Milch, die nur angewärmt werden darf. Ich lasse bei allen Leber- und Gallenleiden außer der Allgemeinbehandlung (den Reibesitzbädern) sofort eine große Dosis Glaubersalz oder Bittersalz geben, verordne einen kalten Leibwickel, mit Schafwolltuch darüber. (Ich lehne bei dieser Krankheit warme Kompressen und Thermophor ab.)

Breikost, z. B. Buchweizenbrei, Gerstenbrei.

Entgegen meiner Überzeugung, in diesen Anweisungen Rezepte als Allgemeingut anzugeben, mache ich die behandelnden Ärzte aufmerksam auf podophyllum$_2$ und fel tauri$_4$, die sich bei „Leber- und Gallenleiden" in meiner Praxis bestens bewährt haben.

So grüße ich alle Leser meines Buches, denen meine Weisungen Hilfe in der Not bedeuten. Ihnen gelten meine fürsorgenden Wünsche — sowie meiner treuen Mitarbeiterin und Gattin Theodolinde Rosendorff mein Dank!

Wien, am 11. Jänner 1961.

Dr. med. Alexander Rosendorff

Vorwort zur 6. Auflage

Dr. med. Alexander Rosendorff hat am 21. Januar 1963 im Alter von 92 Jahren den Schauplatz seines irdischen Wirkens verlassen. Bis zu seinen letzten Stunden galt seine Fürsorge den Kranken, die — aus den fernsten Gegenden der Erde — bei ihm Hilfe suchten. Sein Tod war ein sanftes Hinübergleiten in die höheren Sphären und somit Lohn und Beweis seiner Naturheilmethode, deren strengster Schüler er selbst gewesen ist. Der Prophet kehrte heim zu den Quellen, von denen er gekommen war.

Die 6. Auflage sei das äußere Zeichen dafür, daß der große Arzt uns nicht verlassen hat und in veränderter Form auch heute unter uns weilt und immer unter uns bleiben wird.

In diesem Sinn seien alle, die ihn kannten und schätzten und die mit mir um ihn trauern, noch von ihm gegrüßt. Doch auch die Neuen, die seine Lehre zum erstenmal vernehmen und seine Anweisungen befolgen, können dadurch seiner fürsorgenden Liebe sicher sein.

Wien, am 8. September 1963.

Vorwort zur 8. Auflage

Dankbar begrüße ich die 8. Auflage als Beweis für das Weiterwirken meines Mannes. Vor allem jenen Heilung-Suchenden, die ihn persönlich nicht mehr kannten und die immer noch an meine Türe klopfen, möge diese Auflage die erhoffte Hilfe bringen!

Wien, 1. März 1969

I. Von verschiedenen Strömungen in der Heilkunde

Spaltung in der Heilkunde

In der Heilkunde gab es von jeher zwei Strömungen, eine, welche darauf bedacht war, die jeweilige Erscheinungsform einer Krankheit, den Schmerz oder andere unliebsame Erscheinungen, möglichst schnell zu beseitigen, die andere, welche die Ursache der Störung des Wohlbefindens zu ergründen sucht, um durch Beseitigung dieser Ursache den Gesundheitszustand wiederherzustellen.

Beide Methoden haben es mit den Reaktionen des lebenden Organismus zu tun; denn jede Krankheitserscheinung ist ja eine Reaktion, ein Signal, welches der Körper gibt, um anzuzeigen, daß irgendwo im Körper etwas nicht in Ordnung, der normale Lebensablauf durch irgendein krankmachendes Agens gestört ist. Die erstgenannte Strömung, die anerkannte Schulmedizin, hat in unermüdlicher Forscherarbeit ein ungeheures Material zusammengetragen und gegen jede krankhafte Reaktion eine Unzahl von Arzneimitteln gefunden, von welchen jedes einzelne als Mittel gegen die betreffende Krankheit angesehen wird, die es als solches heilen oder wenigstens günstig beeinflussen müsse. Sie hat die diagnostischen Methoden besonders in den letzten zwanzig Jahren ungeheuer verfeinert und hofft, sie mit Hilfe des Elektronenmikroskops noch weiter zu entwickeln. Aber die Erfolge in der Therapie sind in den letzten fünfzig Jahren recht dürftig gewesen, trotz stark entwickelter Injektionstechnik und der zirka 15 000 Arzneimittel. Der allgemeine Gesundheitszustand der Bevölkerung ist nicht besser geworden, sondern schlechter. Die Zahnfäule, Magen- und Darmkrankheiten sowie Erkrankungen der Atmungsorgane und des Herzens sind in steter Zunahme begriffen, der Krebs fordert eine Menge Opfer. Nur in der Seuchenbekämpfung sind gewisse Fortschritte erzielt worden, und die Chirurgie feiert Triumphe.

Bei den Erfolgen der Chirurgie fallen einem die Worte des Anatomen Hyrtl ein, welche er an die Fachärzte der Chirurgie richtete: „Meine Herren, vergessen Sie nicht, daß auch eine gelungene Operation nur beweist, daß Sie die Krankheit nicht zu heilen verstanden."

Zur Verhütung von Krankheiten wird so gut wie nichts getan. Nach einer Magenresektion wird der Patient nicht belehrt, wie und was er essen soll, das Rauchen wird ihm nicht verboten. Kein Wunder, daß er ein Rezidiv bekommt. Von medizinischer Seite geschieht fast nichts, um das Volk über die richtige Ernährungsweise aufzuklären, weil auch die Ärzte selbst über diese Fragen mangelhaft unterrichtet sind.

Schon von Hippokrates her, wahrscheinlich aber noch früher, entwickelte sich eine andere Heilwissenschaft, die Naturheilkunde. Sie entwickelte sich sehr langsam, weil sie nicht an den Hochschulen gelehrt wurde, im Gegenteil, von den Gelehrten wurde sie verachtet und als Kurpfuscherei gebrandmarkt, zumal in der Mehrzahl der Fälle die wichtigsten Entdeckungen nicht von Ärzten, sondern von Laien gemacht wurden: so die Wasserkuren von Prießnitz, die Schrothsche Kur, die Heilmethode von Louis Kuhne, die Kneippkur. Alle Naturheilmethoden befürworten Mäßigkeit im Essen und Trinken, sorgfältiges Einspeicheln der Nahrung, Mäßigkeit im Genuß von Fleisch, von Alkohol und Süßigkeiten. Prießnitz, Kuhne und Kneipp weisen auf die Heilkraft des Wassers, besonders des kalten Wassers, hin und führen staunenswerte Erfolge an. Sie lehren alle, daß der menschliche Körper wunderbar geschaffen ist, daß er aus sich heraus alle Krankheiten beseitigen kann und bleiben die Beweise dafür nicht schuldig. Alle vier genannten Naturheilärzte hatten zu ihrer Zeit einen gewaltigen Zulauf von Kranken. Diese rekrutierten sich nicht nur aus den untersten, wenig gebildeten Volksschichten, denen man allenfalls Kritiklosigkeit vorwerfen könnte, sondern auch gebildete und sozial hochstehende Kreise suchten bei ihnen Heilung. Wer sich dafür interessiert, lese das Buch von Eugen Ortner „Ein Mann kuriert Europa" und von Louis Kuhne „Die neue Heilwissenschaft".

Schroth
Prießnitz
Kneipp

Die Naturheilkunde lehrt, daß der Körper äußerst reaktionsfähig ist, daß er auf Wasseranwendungen, besonders auf kaltes Wasser, prompt reagiert. Durch scharfsinnige Beobachtungen und vielfach auch wohl durch Intuition entwickelte jeder der oben genannten Naturheilärzte sein Behandlungssystem, welches durch Geschlossenheit und Einfachheit zur Bewunderung nötigt, so die Wasseranwendungen von Prießnitz, Kuhne und Kneipp wie auch die Fastenkuren des Landmannes Schroth in Lindewiese*), der das Wasser während seiner Kur nur zum äußer-

*) Lindewiese ging 1945 für uns verloren.

lichen Gebrauch gestattete, dagegen an einigen Tagen der Woche Trinktage von Wein verordnete. Durch das Fasten und das Verbot des Wassertrinkens trocknete er den Organismus aus, infolgedessen begann der Körper die Krankheitsstoffe aufzulösen und auszuscheiden. Zur Nacht bekam der Patient eine Ganzpackung vom Kopf bis zu den Füßen, welche die Hautporen erweitert und dadurch eine starke Ausscheidung der Fremdkörper durch die Haut ermöglicht. Man muß nur die Packungslaken der frisch angekommenen, dick aufgemästeten Rheumatiker und Gichtiker am nächsten Morgen gesehen haben, sie waren braun gefärbt von den Ausscheidungen und verbreiteten auf mehrere Meter Entfernung einen widerlichen Geruch. Aber schon nach einer Woche Kurgebrauch fühlten sich die Kranken bedeutend wohler.

Alle Naturheilärzte gehen von der Voraussetzung aus, daß der menschliche Körper durch falsche Lebensweise im Essen und Trinken im Laufe von Jahren Schlacken ansammelt in Gestalt von flüssigen und festen Bestandteilen, welche allmählich erst das Kapillarsystem, in der Folge auch größere Gewebsteile und Organe anfüllen und in ihren Funktionen hemmen, wodurch die verschiedenartigsten Krankheiten entstehen. Aufgabe des Arztes ist es, durch zweckmäßige Anwendung von ausscheidungsfördernden Maßnahmen diese Fremdstoffe in Lösung zu bringen und aus dem Körper zu entfernen.

Prof. Chittenden

Am Anfang unseres Jahrhunderts wies Professor Chittenden, Lehrer der Physiologie an der Universität Yale in den Vereinigten Staaten, durch sorgfältige Ernährungsversuche an einer großen Zahl von Versuchspersonen nach, daß die Mehrzahl der Menschen an Überernährung leidet. Das Hauptresultat seiner Arbeit faßt Chittenden mit folgenden Worten zusammen: „Die Menge des in der Nahrung enthaltenen Eiweißes, welche der Körper für seine täglichen Bedürfnisse braucht, beträgt nicht mehr als die Hälfte dessen, was der Mensch durchschnittlich zu sich zu nehmen gewohnt ist. Körpergewicht, Gesundheit, Kraft, körperliche und geistige Leistungsfähigkeit und Ausdauer können mit der Hälfte der gewohnheitsmäßig gebrauchten Eiweißmenge aufrechterhalten bleiben. Die auf solche Weise bestätigte physiologische Sparsamkeit bringt kein Unbehagen mit sich, sondern vielmehr eine deutliche Aufbesserung des allgemeinen Wohlbefindens." Und an anderer Stelle: „Es besteht im Hinblick auf die Ergebnisse unserer Forschung kein Zweifel, daß die Menschen im allgemeinen viel mehr Nahrung zu sich nehmen, als sie für ihre physiologischen Bedürfnisse nötig haben, und es ist mehr als wahrscheinlich, daß dieses Übermaß von Nahrung auf dem weiten Weg durch den Körper schädlich für die Gesundheit ist, daß es den Körper vielmehr schwächt als ihn stärkt und daher den beabsichtigten Zweck nicht erreicht, sondern ihm direkt entgegenwirkt."

Die hinreichende Eiweißmenge von 50 Gramm wird nach ihrer Verarbeitung im menschlichen Körper mit dem Urin in Gestalt von ungefähr 8 Gramm Stickstoff ausgeschieden, während der gewohnheitsmäßig aufgenommenen Menge von Eiweiß 16 bis 18

Gramm Stickstoff im Urin pro Tag entsprechen. Um diese großen Stickstoffmengen aus der Nahrung zu bilden und um die bei dieser Umwandlung entstehenden Zwischenstufen durch das Zirkulationssystem und von Organ zu Organ zu befördern, bedarf es einer vermehrten Arbeitsleistung des Körpers, und es ist kein Wunder, wenn infolge dieser Überanstrengung Organe wie Leber und Nieren erlahmen und ihre Tätigkeit teilweise einstellen.

Dr. Haig

Der englische Arzt Dr. Haig hatte auf Grund jahrelanger wissenschaftlicher Untersuchungen und zahlreicher Experimente für eine große Zahl von Krankheiten eine gemeinschaftliche Grundursache festgestellt. Das Wesentliche seiner Ausführungen ist, daß die Kulturmenschheit bei ihrer heutzutage allgemeingültigen Lebensweise dem Körper täglich mit den Nahrungsmitteln Gifte zuführt. Diese im wesentlichen mit Fleisch, Kaffee, Kakao, Tee und Hülsenfrüchten aufgenommenen Gifte kann der Körper nicht ausscheiden, so daß sich im Laufe der Jahre diese Gifte im Körper ansammeln und die verschiedenartigsten Reizzustände — Stoffwechselstörungen, körperliche Schmerzen und Beschwerden, seelische und geistige Qualen — hervorrufen und schließlich vorzeitiges Siechtum und Tod des einzelnen und physische und moralische Degeneration, ja sogar Vernichtung ganzer Kulturvölker bedingen.

Die Gifte, welche wir mit der Nahrung täglich, wenn auch nur in geringer Menge, in den Körper einführen, sind die Harnsäure und ihr verwandte andere Stoffe, welche im Laufe der Jahre sich zu großen Depots ansammeln. Bei Gichtikern und Rheumatikern fühlt man häufig unter der Haut die harten Knoten der harnsauren Salze, weshalb diese Krankheiten auch Harnsäureleiden genannt wurden. Haig weist aber nach, daß nicht nur diese, sondern eine sehr große Zahl von anderen Leiden durch dieselbe Ursache hervorgerufen werden.

Das Blut kann nur eine ganz bestimmte Menge von Harnsäure in Lösung halten. Wird diese Menge überschritten oder ändert sich die Alkaleszenz des Blutes, so füllen schleimige Massen die Blut- und Lymphgefäße. Sie verstopfen teilweise oder gänzlich die Kapillaren, wodurch der Blutstrom an solchen Stellen verlangsamt wird, besonders an den Händen und Füßen, welche am weitesten vom Herz entfernt sind. Diesen Zustand nennt Haig Colämie. Je weiter sie fortschreitet, um so stärkere Veränderungen ruft sie in den Geweben und Organen hervor. Die Zellen können die verbrauchten Stoffe nur ungenügend ausscheiden, die ganze Umgebung größerer Zellengruppen füllt sich mit Abfallstoffen, welche ihrerseits wie Gifte auf das noch intakte Gewebe wirken und immer stärker auftretende Störungen der Gesundheit bedingen, bis es zu einer lokalen oder allgemeinen Erkrankung und Versäuerung des ganzen Körpers kommt. Auf diese Weise leidet der Stoffwechsel des ganzen Körpers, und es entstehen die verschiedensten Stoffwechselkrankheiten, Nierenkrankheiten, Zuckerkrankheit, Fettsucht usw. Infolge der Verstopfung der Kapillaren muß das Herz mehr Kraft anwenden, um den Kreislauf aufrechtzuerhalten, das Herz und die Blutgefäße werden durch den erhöhten Blutdruck zu früh abgenützt, es entstehen Herzkrankheiten, Krampfadern, Verkalkung der Gefäße, Schlaganfälle, starke Blutverluste mit der Menstruation usw. Haig stellt fest, daß die meisten inneren sowohl akuten wie chronischen Krankheiten durch die Harnsäure hervorgerufen werden.

Horace Fletscher

Horace Fletcher, ein reicher Kaufmann in den Vereinigten Staaten, war 40 Jahre alt, als er merkte, daß sein Gesundheitszustand unbefriedigend sei. Er wog bei einer Größe von 167 cm bereits 94 Kilogramm. Er war immer müde und abgespannt, hatte schlechten Appetit und unruhigen Schlaf. Eine Lebensversicherungsgesellschaft lehnte seinen Versicherungsantrag ab. Dieses Ereignis machte auf ihn einen so starken Eindruck, daß er den Entschluß faßte, sich seiner Gesundheit zu widmen. Er löste seine geschäftlichen Verbindlichkeiten und reiste auf den Rat seiner Ärzte nach Europa, wo er sich in verschiedenen Kurorten einer Behandlung unterzog, ohne einen nennenswerten Erfolg zu verspüren. Schließlich gab er jede ärztliche Behandlung auf. Es fiel ihm ein, daß einmal ein besonders rüstiger Herr ihm gesagt hatte, daß er seinen guten Gesundheitszustand täglichen Leibesübungen und sorgfältigem Kauen verdanke. Fletcher griff diesen Gedanken auf und ging sofort daran, ihn auszuführen. Er bemühte sich, mit voller Konzentration zu essen, er kaute die Speisen möglichst lange und speichelte sie so sorgfältig ein, daß sie vollständig flüssig in den Magen gelangten. Auch flüssige Nahrung speichelte er gründlich ein. Nach einiger Zeit bemerkte er, daß der Schlundring, der von den Gaumenfalten und den darin enthaltenen Muskeln und dem Zungengrund gebildet wird, die Speise erst dann passieren ließ, wenn sie vollständig flüssig gekaut und eingespeichelt war.

Er merkte schon bald die wohltätige Wirkung des Kauens auf seine Gesundheit. Der Appetit wurde gut und das allgemeine Befinden besserte sich zusehends. Schon nach vier Monaten hatte er 20 Kilogramm abgenommen, er wog jetzt 74 Kilogramm statt 94. Dabei fühlte er sich viel kräftiger und bedeutend leistungsfähiger als früher. Sein Tatendrang erwachte, er stand früh auf, frühstückte nicht, sondern arbeitete rastlos bis ein Uhr. Er aß nur das, was ihm der Instinkt eingab, zu Beginn seiner Versuche Brot und Butter, Kartoffeln, Reis, Gemüse und Fleisch oder Fisch, 30 Bissen, auf welche er in 30 bis 35 Minuten 2500 Kauakte verwendete. Gegen den Durst trank er zwischen den Mahlzeiten nur Wasser.

Nach fünf Monaten dieser Kur war sein Wohlbefinden außerordentlich gestiegen, der Kopf war immer klar, der Körper kräftig und elastisch, so daß er lange Wanderungen unternehmen konnte wie in seiner Jugend. Das Gewicht war auf 71 Kilogramm heruntergegangen.

Mit zunehmender Gesundung ließ das Verlangen nach Nahrungsmitteln, welche viele Reizstoffe enthalten, wie nach Fleisch, starken Gewürzen und scharfen Speisen, nach Alkohol, Kaffee und Tee, nach. Später lebte er hauptsächlich von Kartoffeln, Brot, Gemüse und Obst, Milch, Sahne und Eiern, wenig Fleisch und Geflügel.

Erstaunlich war die Zunahme seiner Leistungsfähigkeit. Bevor er seine Kur begann, war er zuweilen zu seinem Vergnügen geradelt, aber immer nur kurze Strecken in gemütlichem Tempo. Jetzt bemerkte er zu seinem Erstaunen, daß er auch große Strecken ohne Ermüdung bewältigen konnte, 150 und mehr Kilometer an einem Tage. An seinem 50. Geburtstag stellte er in Frankreich eine Probe mit sich selbst an, und um einen Maßstab für seine Leistungsfähigkeit zu haben, wählte er sich einen kräftigen dreißigjährigen Amerikaner aus, der an längere Radtouren gewöhnt war. Um vier Uhr früh traten sie die Fahrt an, nach 170 Kilometern war sein Begleiter vollständig erschöpft und fuhr mit der Bahn zurück, während Fletcher sich kräftiger fühlte und nach kurzer Rast und einer leichten Mahlzeit die Fahrt fortsetzte, bis er nach im ganzen achtzehnstündiger Fahrt 304 Kilometer zurückgelegt hatte. Er fühlte sich müde, aber keineswegs erschöpft. Das war die Leistung eines fünfzigjährigen Mannes, der noch zwei Jahre vorher ein verfetteter, schwächlicher Mensch gewesen war, und der nur mit einem Drittel der Nahrungsmenge lebte, welche die medizinischen Lehrbücher für einen Mann seines Alters für nötig hielten.

Um seine Beobachtungen und Lehren weiteren Kreisen zugänglich zu machen, stellte er sich 1903, im Alter von 54 Jahren, Professor Chittenden zur Verfügung, welcher zunächst feststellte, daß Fletcher eine viel geringere Nahrungsmenge zu sich nahm, als die Menge war, welche von der medizinischen Wissenschaft für einen Mann seines Alters für notwendig erachtet worden war. Der Münchner Physiologe Voit hatte als Grundlagenzahlen für einen erwachsenen Mann bei mäßiger körperlicher Arbeit pro Tag 119 Gramm Eiweiß, 56 Gramm Fett und 500 Gramm Kohlehydrate (Stärke und Zucker) festgestellt. Diese Nahrungsmengen stellten einen Brennwert von zirka 3000 Kalorien dar, bei größerer körperlicher Anstrengung verlangte Voit einen Brennwert von 3400 und mehr Kalorien. Andere wissenschaftliche Autoritäten forderten sogar noch mehr.

Chittendens Ernährungs- und Stoffwechselversuche an Fletcher ergaben nun, daß er durchschnittlich eine Nahrungsmenge verbrauchte, welche 45 Gramm Eiweiß, 38 Gramm Fett und 253 Gramm Kohlehydraten enthielt, die einen Brennwert von nur knapp 1600 Kalorien hatten. Gleichzeitig wurde nachgewiesen, daß der Stoffwechsel im Gleichgewicht blieb, indem der mit dem Stuhl und Urin zur Ausscheidung gelangende Stickstoff nicht diejenige Stickstoffmenge übersteigt, welche mit den Eiweißstoffen der Nahrung zugeführt wurden, daß also die Körpersubstanz nicht angegriffen wurde. Er bedurfte damit nur 38 Prozent der Eiweißmenge und 50 Prozent der Kalorien, welche bis dahin von der Wissenschaft als unbedingt notwendig erachtet wurden.

Professor Chittenden erklärte nach diesen Versuchen folgendes: „Wir sind berechtigt, anzunehmen, daß die von Fletcher während des Versuches genossene Nahrung, obgleich sie nur wenig abwechslungsreich war und hinsichtlich ihrer Menge weit unter dem für bisher notwendig erachteten Erfordernis stand, vollständig genügte, um den Bedürfnissen des Körpers gerecht zu werden. Kann nun ein Mann bei solcher Ernährung, wenn dieselbe auch genügt, um Körpergewicht und Stoffwechsel im Gleichgewicht zu halten, körperliche Arbeit in erheblichem Maße vertragen? Wird unter solchen Bedingungen ein hinreichender Grad von Leistungsfähigkeit für körperliche Arbeit jeder Art vorhanden sein?"

Fletcher mußte nun in dem Universitätsinstitut für Turnen und Gymnastik unter Aufsicht des Fachlehrers Dr. Anderson körperliche Übungen ausführen, und zwar solche, die gewöhnlich einer gut eingearbeiteten Bootsmannschaft zu geben üblich war. Dr. Anderson erklärte: „Herr Fletcher hat diese Übung mit einer Leichtigkeit vollführt, wie ich sie bisher nicht gesehen habe. Weder Muskelschmerzen noch Lahmheit sind nachher aufgetreten. Keine unangenehmen Symptome haben sich während der Proben betreffs der Ausdauer bemerkbar gemacht, und das durch Anstrengung rascher schlagende Herz kommt schneller zu seiner normalen Tätigkeit zurück als das anderer Menschen seines Alters und Gewichts, und auch am folgenden Morgen zeigen die großen Muskelgruppen keine Zeichen einer Kohlensäurevergiftung. Der Fall ist für mich ganz ungewöhnlich, und ich bin sehr erstaunt, daß Fletcher die Arbeit trainierter Athleten verrichten kann, ohne irgendwelche Zeichen irgendeiner Überanstrengung zu zeigen."

Als bemerkenswerten Nebenbefund konstatierte Professor Chittenden, daß während der vorgenommenen Versuche die Kosten der täglichen Nahrung sich nur auf 40 Pfennig pro Tag belaufen hatten und daß das Verlangen nach Fleisch sich bedeutend verringert hatte.

An seinem 60. Geburtstag zeigte Fletcher, ähnlich wie zehn Jahre vorher, seine Leistungsfähigkeit, indem er auf dem Rade 320 Kilometer zurücklegte, ohne am nächsten Tag steif oder müde zu sein.

Bisher habe ich im wesentlichen die Ausführungen Dr. Siegfried Möllers, des Gründers und langjährigen Leiters des Schroth- Sanatoriums in Loschwitz bei Dresden, kurz wiedergegeben. Siegfried Möller

Es ist doch im höchsten Grade sonderbar, daß ein solches Ergebnis wissenschaftlicher Forschung, demonstriert von einem anerkannten Professor der Physiologie, von der medizinischen Wissenschaft und ihren Vertretern vollständig ignoriert wurde. Höchstens erwähnte ein Hochschullehrer in einem Kolleg mit sarkastischer Betonung, daß der Amerikaner Fletcher auf die Idee kam, alle inneren Krankheiten durch Kauen und Einspeicheln zu heilen, aber zum Schluß sei er doch an einer inneren Krankheit gestorben. Und damit war dann dieser Fall erledigt. Ebenso ging die Wissenschaft über die staunenswerten Erfolge der Naturheilärzte hinweg, man zog sie ins Lächerliche, ohne daß sich jemand die Mühe genommen hätte, die Naturheilanwendungen zu prüfen. Selbst als einige Ärzte die Lehren von Schroth, von Prießnitz, von Kneipp und anderen aufgriffen, in Sanatorien großen Zulauf hatten und die große Zahl der Geheilten nicht mehr abzuleugnen war, wurden diese Ärzte von ihren allopathischen Kollegen über die Achsel angesehen und als Kurpfuscher und Scharlatane bezeichnet. Sie wurden einfach geschnitten.

Einen großen Fortschritt in der Erkenntnis der Grundlagen der Naturheilkunde brachten die Veröffentlichungen des Schweizer Arztes Dr. Bircher-Benner. In einer Reihe gemeinverständlicher Schrif- Bircher-Benner ten beweist er einwandfrei die schädlichen Wirkungen falscher Ernährung auf den Organismus, er beweist die Entstehung fast aller akuten und chronischen Krankheiten durch die falschen Eßgewohnheiten der Kulturvölker, indem er diese Krankheiten durch eine richtige, naturgemäße Ernährung heilt. In seinem großen, modern eingerichteten und wissenschaftlich geführten Sanatorium in Zürich werden die Kranken mit Rohkost ernährt, und von der medizinischen Wissenschaft für unheilbar gehaltene Leiden werden in verblüffend kurzer Zeit geheilt oder wenigstens weitgehend gebessert. Die Kost besteht aus Früchten, Frucht- und Gemüsesäften, Rohgemüse, Nüssen, Honig, Milch. Das Sanatorium wird von Ärzten geleitet, welche durch zwanglose Vorträge und Belehrungen die Patienten über die Ursache ihrer Krankheiten und das Wesen derselben sowie über ihre Verhütung aufklären. Die Schriften Dr. Bircher-Benners müßten in allen Volksbibliotheken und Leihbüchereien vorhanden sein. Die junge Ärztegeneration müßte an den Hochschulen eingehend mit diesen Lehren bekanntgemacht werden; dann sollten die europäischen Regierungen die Mittel aufbringen, um in allen größeren Ortschaften solche Sanatorien einzurichten. Diese Anlagen würden sich sehr schnell rentieren, weil eine große Zahl von Krankenhäusern überflüssig würde und ungeheure Summen an Medikamenten erspart werden könnten, gar nicht zu reden von der Zunahme der Volksgesundheit und Arbeitsfähigkeit.

II. Louis Kuhne

Nicht allein Dr. Haig hat auf die Einheitlichkeit des Krankheitsgeschehens hingewiesen. In der Mitte des 19. Jahrhunderts erschien ein Buch in Leipzig: „Die neue Heilwissenschaft oder Lehre von der Einheit aller Krankheiten und deren darauf begründete einheitliche, arzneilose und operationslose Heilung" von Louis Kuhne, welches im Laufe der Jahre sehr viele Auflagen erlebte. Durch außerordentlich scharfsinnige Beobachtungen an sich selbst und an einem großen Krankenmaterial hatte er allmählich herausgefunden, daß in jedem menschlichen Körper ein Gärungsprozeß vor sich geht, der schon allein durch die aufgenommene Nahrung bedingt ist. Die Gärung erzeugt Gase, welche das Bestreben haben, sich allseitig auszudehnen und auf dem natürlichen Wege durch die Atmung, durch die Nieren und zum großen Teil durch die Haut den Körper, das sie Einengende, zu verlassen. Die medizinische Wissenschaft hat ja schon längst die Permeabilität, die Durchlaßfähigkeit für Gase der serösen und Schleimhäute, auch der Kapillaren festgestellt. Solange die ausscheidenden Organe und die Haut ihre Funktionen richtig erfüllen, können die Gärungsgase frei entweichen, und der Körper befindet sich im Gleichgewicht. Ganz anders gestaltet sich aber die Sache, wenn durch irgend etwas die Ausscheidungstätigkeit gestört wird. Die Gase drängen ohne Unterbrechung gegen das Gewebe oder das Organ, welche ihm Widerstand entgegensetzten, und rufen einen Druck

Die Gärung und ihre Folgen

hervor. Die Gewebe sind elastisch und dehnen sich unter dem Druck aus. Indessen beginnt infolge des Druckes die Wärmebildung, da jeder Druck Wärme erzeugt. Kann das Gewebe sich nicht weiter ausdehnen, wird der Druck zuletzt sehr heftig, so daß er lokale Schmerzen und allgemeines Unbehagen verursacht und die Körpertemperatur meßbar steigt. Durch Gärung entstehen immer Bakterien, wie man das bei gärendem Bier oder Most deutlich nachweisen kann. Je nach der Art der im Körper vorhandenen Fremdstoffe, nach der Zusammensetzung der genossenen und durch die Verdauungssäfte veränderten Nahrungsmittel entwickeln sich die verschiedenartigsten Bakterien als notwendige Begleiterscheinungen, wahrscheinlich auch als Schutzstoffe der Gewebe bei der betreffenden Krankheitsform. Schon Kuhne hat festgestellt, daß jede sogenannte Krankheit eine Reaktion des Körpers auf körperfremde Stoffe darstellt. Da jeder Körper, ja selbst jede winzigste Zelle, mit ungeheuer feinen Abwehreinrichtungen versehen ist, ist auch die Fülle der möglichen Reaktionserscheinungen eine ungeheure, und die Wissenschaft hat jede derartige Reaktion als eine spezielle Krankheit klassifiziert und gegen eine jede Krankheit eine Unzahl von Arzneimitteln erfunden.

Nach Kuhne gibt es nur eine einzige Krankheit, und zwar den durch Fremdstoffe aller Art verschmutzten Körper, mit welchen der Organismus in beständigem Kampfe liegt. Die Bakterien sind also nicht die Urheber der Krankheit, sondern eine Folge der verstärkten Gärung im Körper; es hat also gar keinen Sinn, nach Mitteln zu suchen, welche die Bakterien vernichten, sondern man muß den Körper in den Stand setzen, die Fremdstoffe schnellstens zu beseitigen, wonach die Krankheitserscheinungen von selbst verschwinden. Die Bakterien sind also nur durch die Umbildung der Fremdstoffmasse entstanden, sind nur das Produkt der Gärung.

Die Gärung erzeugt Wärme, und wenn diese Wärme einen gewissen Grad erreicht hat, entsteht Fieber. Wenn gärende Flüssigkeiten in einen kühlen Keller gebracht werden, wo eine beständig kühle Temperatur herrscht, hört die Gärung auf, wobei die gärungsfähige Masse sich an den Boden des Gefäßes setzt. Wird das Gefäß in einen warmen Raum gebracht, beginnt die Gärung von neuem, die Masse steigt allmählich auf und drängt als Schaum durch die entweichenden Gase nach oben.

Im Körper spielt sich der gleiche Vorgang ab. Bei schwacher Gärung steigen die Gase ebenfalls nach oben und werden im Gehirn, im Gesicht und in den Halsteilen niedergeschlagen — als Fremdkörper. Im Laufe der Jahre sammeln sich auf diese Weise beträchtliche Mengen von Fremdstoffen erst im Kopf und Obergeschoß, dann in den Brust- und Bauchorganen und im Unterleib und zuletzt in den Armen und Beinen. Wenn nun diese Anhäufung von Fremdstoffen einen hohen Grad erreicht hat, beginnt der Körper sich ihrer zu entledigen. Die Gärung wird durch einen äußeren Anstoß, wie zum Beispiel Temperaturwechsel oder durch innere Vorgänge, beschleunigt, es entwickeln sich immer mehr Gase, welche einen sich stetig steigernden Druck auf die Gewebe und Organe ausüben, der Reiz der sauren Gärungsprodukte wirkt auf das Zentralnervensystem, welches die Hautporen verschließt. Nun sammeln sich immer mehr Gase unter der Haut an, die Kapillaren werden zusammengedrückt, infolgedessen wird die Haut mangelhaft durchblutet. Es entsteht das bekannte Kältegefühl, welches dem Fieber vorausgeht. Die Temperatur steigt immer höher, oft kommt es zu einem Schüttelfrost und es manifestiert sich eine Krankheit. Der Ort, wo sich die meisten Fremdstoffe angesammelt haben, macht sich bemerkbar entweder durch Schmerzen oder durch Rötung der Haut oder durch einen Ausschlag. Oft sind die Schmerzen unerträglich stark. Wenn sich der Sitz der Fremdstoffe im Gehirn befindet, entstehen Benommenheit, Kopfschmerz, häufig Schwindel. Der Kranke ist unruhig, matt, das Gesicht oft gerötet, seltener blaß, die Zunge belegt, die Schleimhäute sind trocken. Appetit und Stuhlgang liegen danieder. Die gärenden Massen haben das Bestreben, sich auszudehnen, und drängen gegen die Haut. Solange die Haut verschlossen ist, findet dies Drängen einen Widerstand. Dadurch entsteht Reibung und durch Reibung vermehrt sich die Hitze, aber auch die Spannung der Haut wird größer. Hat die Haut die größte Spannung erreicht, so daß sie nicht weiter nachgeben kann, dann ist auch die Fieberhitze und die Gefahr am größten, denn da die gärenden Massen noch immer das Bestreben haben, sich auszudehnen, und nach außen keinen Raum mehr finden, so schaffen sie sich im Innern Platz. Der Körper verbrennt von innen heraus, und die unvermeidliche Folge ist der Tod — natürlich nur, wenn die Haut verschlossen bleibt. Gelingt es, den Verschluß zu öffnen, dann ist die Gefahr beseitigt, denn dann finden die gärenden Stoffe einen Ausweg, indem sie als Schweiß den Körper verlassen. Das Innere des Körpers wird dadurch entlastet, die Spannung der Haut und die Hitze lassen sofort nach.

Beim menschlichen Körper stoßen die Gärungsstoffe überall auf Hindernisse, jedes Organ setzt ihnen Widerstand entgegen und hält ihren Gang auf. Dann drängen und stoßen und reiben sie gegen das ihnen entgegentretende Organ und erzeugen dadurch in diesem Hitze und zerstören es, wenn ihnen nicht ein Ausweg geschaffen wird oder sie abgeleitet werden. Je nach dem Teil, den sie nun vorzugsweise befallen, pflegt man die Krankheitserscheinung als Magen-, Lungen- oder Herzkrankheit usw. zu bezeichnen. Welcher Teil aber im einzelnen besonders betroffen wird, hängt von dem Wege ab, den die Gärungsstoffe nehmen, und dieser wiederum von dem Ort und der Art und Weise ihrer vorangegangenen Ablagerung (Belastung).

Ehe die Hitze eintritt, beobachten wir jedesmal Tage, Wochen, ja schon Monate vorher etwas anderes, das anscheinend das Gegenteil von dem eben Gesagten ist: nämlich Frostgefühl. Die Erklärung dafür ist sehr einfach. Es entsteht, sobald die Ablagerungen so bedeutend geworden sind, daß das Blut nicht mehr die äußersten Körperteile genügend durchdringen kann. Um so mehr wird es in den inneren Teilen zusammengepreßt, so daß dort große Hitze entsteht.

Diese Ablagerung dauert bei dem einen kürzere, bei dem anderen längere Zeit, bis eben äußere Ursachen, Witterungswechsel, Erschütterungen oder

Gemütsbewegungen eintreten, welche die abgelagerten Stoffe zur Gärung bringen. Durch die Ablagerung dieser Stoffe werden Störungen im Blutlauf und in der Ernährung hervorgerufen. Die Blutgefäße werden in ihren feinsten Ausläufern verstopft, so daß das Blut nicht mehr bis an die äußere Haut zirkulieren kann. Daher stellen sich kalte Füße und Hände und überhaupt Frostgefühl im ganzen Körper ein. Es ist also das Frostgefühl eine Vorstufe des hitzigen Fiebers, und wir würden einen großen Fehler begehen, wenn wir es unbeachtet ließen. Tritt zu diesem Zeitpunkt schon eine richtige Behandlung ein, so kann die Krankheit gar nicht zur vollen Entwicklung kommen, sondern wird schon im Keim erstickt.

Nach Kuhne kann von einer Ansteckung durch die Bakterien keine Rede sein, weil ohne Anhäufung von Fremdstoffen im Körper keine Gärung, also keine Krankheit entstehen kann. Und wenn man die Fremdstoffe beseitigt, verschwinden die Bakterien von selbst. Wenn wir nun wissen, was Fieber ist, so ergibt sich mit Leichtigkeit die Art, es zu beseitigen. Die verschlossene Haut, gegen die die gärenden Massen dringen, muß zunächst geöffnet werden, und das geschieht dadurch, daß der Körper zum Schwitzen gebracht wird. Sobald der Schweiß ausbricht, haben die gärenden Stoffe Luft, und die Hautspannung und Fieberhitze lassen nach.

Mit dem Schwitzen ist aber die Ursache der Krankheit noch nicht entfernt. Denn die Gärung erstreckt sich jedesmal nur auf einen Teil der im Körper abgelagerten Stoffe, die übrigen, welche ruhig liegen geblieben sind und noch durch neue Ablagerungen vermehrt werden, bilden so eine stete Fieberquelle, die nur der richtigen Veranlassung bedarf, um immer wieder von neuem hervorzubrechen.

Es gibt nur eine Krankheit, die sich in den verschiedensten Formen äußert, weshalb auch nur eine Art der Behandlung möglich ist. Alle diese verschiedenen Formen der Krankheitserscheinungen sind nur Heilbestrebungen des Körpers, weshalb es darauf ankommt, dieselben nicht — wie es die Schulmedizin macht — zu unterdrücken und latent zu machen, sondern zu unterstützen, indem wir dem Körper helfen, diese Heilkrisen rasch und für ihn ungefährlich zu vollziehen; denn nur so kann der Körper wirklich gesunden. Unterdrückte und latent gemachte Krankheiten führen aber sicher allmählich zu immer schwereren und unheilbaren Krankheiten, denn der Krankheitsstoff ruht nicht etwa untätig im Körper, sondern ist beständigen Veränderungen und Umwandlungen, wie alles in der Natur, unterworfen, wodurch dann immer neue Krankheiten hervorgerufen werden.

Die Diät in Krankheitsfällen muß derartig ausgewählt sein, daß nicht neue Fremdstoffe dem Körper zugeführt werden und daß die Gärung nicht noch heftiger angeregt wird. Da der Körper im Innern schon mächtig arbeitet, so ist ihm möglichst wenig neue Arbeit durch Verdauung aufzubürden. *Man gebe dem Kranken wenig Nahrung und zwinge ihn nie zum Essen und Trinken, solange er nicht nach Speise und Trank verlangt.*

Keine akute Krankheit (Fieber) ist überhaupt denkbar, wenn ihr nicht ein chronischer (latenter)

Krankheitszustand, bestehend in Belastung des Körpers mit Fremdstoffen, vorausgegangen ist. Daher ist dieser chronische Zustand auch gerade das Gefährliche. Eine Übertragung dieses Krankheitszustandes findet freilich nur von Eltern auf die Kinder statt, dies aber in jedem Fall, wo die Eltern belastet sind, und ist deswegen, wenn auch eine latente, so doch sichere Fortpflanzung aller Krankheitsstoffe. Wenn man sieht, wie Kinder die äußeren Formen, die Farbe der Augen, ja auch die geistigen Eigenschaften der Eltern erben, so wird man es schon begreiflich finden, daß auch die Fremdstoffe übertragen werden, besonders die der Mutter. Der direkte Beweis liegt aber noch darin, daß erfahrungsgemäß bei den Kindern sich dieselben Krankheitsformen entwickeln wie bei den Eltern. Die Ansteckung im landläufigen Sinne war bis jetzt nur bei akuten Krankheiten denkbar, und doch ist, wie Kuhne gezeigt hat, die Übertragung der Fremdstoffe im latenten Zustand von den Eltern auf die Kinder ganz dasselbe.

Während der akuten Krankheit gären aus dem Körper fortwährend Grundstoffe heraus. Besonders ist dies der Fall, wenn der Patient genest, das heißt, wenn er durch die Ausscheidung die Krankheitsstoffe herausbefördert. Daher kommt es, daß gerade bei Rekonvaleszenten die Ansteckungsgefahr am größten ist. Jeder weiß, daß, wenn man einen leicht gärenden Stoff, zum Beispiel Hefe oder Sauerteig, in Gärung versetzt und ihn in diesem Zustand einem anderen leicht gärenden Stoff, wie Brotteig, Milch usw., zusetzt, dieser bei genügender Wärme ebenfalls leicht in Gärung gerät. Es erzeugt also hier die Hefe, die selber erst ein Gärungsprodukt ist, auf Brotteig oder Milch übertragen, wiederum einen Gärungszustand. Wir sagen, das Brot geht oder die Milch wird dick und sauer. Ähnlich verhält es sich mit den akuten Krankheiten. Hier sind es die gärenden Fremdstoffe, welche durch den Atem und die Ausdünstung des Kranken in die Atmosphäre übergehen oder aus dem Stuhlgang emporsteigen. Kommen sie auf diesem Wege in den Körper eines anderen, mit Fremdstoffen beladenen Individuums und werden hier zurückgehalten, also nicht gleich wieder ausgeschieden, so wirken sie auf die hier befindlichen Fremdstoffe genau so wie die Hefe im Brotteig oder der Sauerteig in der Milch, nämlich gärungserzeugend, und so entsteht in dem neuen Körper dieselbe Krankheit wie in dem ersten, und zwar meistens dieselbe, weil der Gärungszustand jeder Krankheit etwas Spezifisches ist, was nach mikroskopischen Untersuchungen durch die Verschiedenheit der Bazillen begründet ist. Dieser ganze Ansteckungsprozeß ist eigentlich nichts weiter als eine Einimpfung des gärenden Stoffes in einen anderen Körper auf den natürlichen Wegen und in natürlicher Verdünnung. Gärungserzeugend kann derselbe freilich nur da wirken, wo er in einem anderen Körper genügend Fremdstoffe latent ruhend vorfindet. Der Ansteckungsgefahr durch eine akute Krankheit ist daher nur derjenige ausgesetzt, welcher bereits genügend mit Fremdstoffen belastet ist oder, wie man sonst sagt, die Disposition dazu in sich trägt, nur daß man bis jetzt nicht wußte, worin diese Disposition bestand. Der Unterschied in der Wirkung dieser natürlichen Einimpfung des Krank-

Gefahr der Schutzpockenimpfung!

heitsstoffes und der unnatürlichen Einimpfung desselben durch die Impflanzette besteht nur in der Verschiedenheit des Impfstoffes und dessen Verdünnung. In der Verdünnung sind, wie uns die Homöopathie lehrt, alle Stoffe am wirksamsten, weshalb dann der gärende Krankheitsstoff in seiner natürlichen Verdünnung so eminent wirksam ist, wo er den geeigneten Boden findet. *Das Impfgift in allopathischer Dosis wirkt, wie alle allopathischen Mittel, lähmend auf die Lebenskraft des Körpers, das heißt, es nimmt demselben diejenige Kraft, welche er benötigt, um sich durch eine akute Krankheit (Fieber) seiner Fremdstoffe zu entledigen,* vermehrt nur noch die Menge derselben und schafft so eincn noch weit schlimmeren chronischen Krankheitszustand, was die stete Zunahme aller chronischen Krankheiten seit Ausübung der Impfung deutlich bewiesen hat. Aber auch alle anderen Fiebermittel, wie Chinin, Antipyrin, Antifebrin, Morphium usw., haben dieselbe Wirkung. *Sie legen alle die Heilbestrebungen des Körpers lahm und bringen es nur dahin, daß die Gärung der Fremdstoffe nachläßt oder gar aufhört, nie aber, daß es zur Ausscheidung der Fremdstoffe kommt.* Daher kommen dann jene früher nur seltenen Krankheiten wie Krebs, hochgradige Nervosität, Irrsinn (Paralyse), Syphilis, Schwindsucht, Skrofulose usw. Der Körper wird immer stärker und stärker mit Fremdstoffen beladen, ohne mehr die Kraft zu finden, dieselben durch irgendeine akute Heilkrise auszuscheiden. Die Belastung erreicht ihren höchsten Grad in obigen Krankheiten, und völlige Hilfe ist dann meist nicht mehr möglich, weil die Fremdkörper schon mehr oder weniger Organe des Körpers selbst zerstört haben. Auf diese Weise sind gerade diejenigen Medikamente, welche die Eigenschaft besitzen, das Fieber am schnellsten zu unterdrücken, die bei den Medizinern beliebtesten Fiebermittel geworden. Nach unserer Überzeugung sind sie geradezu die allergefährlichsten Schädigungsmittel der Gesundheit.

Wir haben es alle erfahren, wie die medizinische Wissenschaft täglich nach neuen Arzneimitteln herumsucht und solche anwendet, weil die alten nicht mehr genügend wirken. Die Begründung ist folgende: Im Anfang lähmt jedes neue Medikament die Lebenskraft, mit der Zeit aber wird der Körper dagegen so abgestumpft, daß er nicht mehr darauf reagiert; dann gehört schon wieder ein neues, schärferes Mittel dazu, um die Lebenskraft noch weiter zu lähmen, bis schließlich der Gärungsprozeß der Fremdstoffe durch nichts mehr aufzuhalten ist und dann das Leben vernichtet.

III. Die Behandlungsmethode von Kuhne

Aus den vorigen Ausführungen ist es klar ersichtlich, wie Kuhne alle Krankheitserscheinungen auf eine einzige Grundursache zurückführt. Diese Einheit der Krankheit bedingt aber auch ihre einheitliche Behandlung, welche in folgenden einheitlichen, höchst einfachen Heilverfahren besteht:

Zur Herstellung der Hauttätigkeit ist das probateste Mittel das Dampfbad. Bei vollständig gesunden Menschen ist die Haut warm und etwas feucht. Diese Menschen scheiden ständig durch die Haut aus und benötigen keine Dampfbäder. In Krankheitsfällen, wobei die Haut kalt und trocken ist, während im Innern eine hohe Temperatur herrscht, tritt erst dann eine Erleichterung, eventuell Aufhören der Schmerzen oder völlige Genesung ein, wenn die Hautporen durch ein Dampfbad geöffnet werden. Kuhne führt verschiedene Formen von Dampfbädern an, die entweder auf den ganzen Körper oder auf Teile desselben wirken, je nachdem, wo die Fremdstoffe sich am stärksten abgelagert haben. Ist ein Bad in einer Sauna nicht möglich, so hilft man sich durch eine ganz einfache Art. Der Patient trinkt im Bett zwei bis drei Tassen Flieder- oder Lindenblütentee, wird mit einer Tuchent, also mit einem Federbett, zugedeckt, an die Füße und an jede Körperseite wird je eine Wärmflasche gelegt und der Kopf mit einem wollenen Tuch bedeckt. Wenn die Schwitzprozedur 20 Minuten andauert, wird der Patient mit einem angefeuchteten Handtuch abgerieben und zieht ein trockenes Hemd an. Die Bedeckung wird entsprechend leichter gemacht. Dieselbe Wirkung haben auch richtig ausgeführte Sonnenbäder, welche am besten wirken, wenn zwischen der Sonne und dem Körper grüne Blätter sich befinden. Das Sonnenbad unterstützt die Heilung aller Krankheiten, gleichviel ob chronischer oder akuter Natur.

Von ganz besonderem Wert sind sie aber bei Bleichsucht, Blutarmut, Skrofulose, allen Lungenleiden und Gicht.

Die häufigste Anwendung bei allen Erkrankungen finden die von Kuhne erfundenen Rumpfreibe- und Reibesitzbäder. Beim Rumpfreibebad wird die Sitzbadewanne so weit mit Wasser gefüllt, daß dasselbe nur bis an die Hüften oder an den Nabel reicht, die Mitte des Bauches bleibt vom Wasser unbedeckt. Man gebrauche Wasser von 12 bis 14 Grad Celsius, nehme in der Wanne eine halbliegende Stellung ein und reibe dann fortwährend kräftig mit einem rauhen Tuch (Jute oder grobe Leinwand) den ganzen Unterleib vom Nabel abwärts und seitwärts. Dieses Waschen setze man bis zur vollständigen Abkühlung fort. Zuerst werden 10 bis 15 Minuten genügen, später kann man die Bäder auch etwas länger ausdehnen. Bei sehr schwachen Leuten und Kindern genügen dagegen schon einige Minuten. Es ist sehr wichtig, daß Füße, Beine und Oberkörper nicht mit abgekühlt werden, da dieselben gewöhnlich an Blutleere leiden; man schlage daher die Beine in eine wollene Decke ein. Nach dem Rumpfreibebad muß Wiedererwärmung eintreten, was man am besten durch Bewegungen im Freien oder durch Sonnenbäder erzielt. Wenn die Erwärmung zu langsam erfolgt, mag man auch eine Leibbinde anlegen. Nach dem Bad esse man nicht eher, als bis die normale Wärme wiedererlangt ist. Solche Rumpfreibebäder kann man während des Tages je nach dem jedesmaligen Zustand des Kranken ein- bis dreimal nehmen, und in vielen Fällen müssen sie durch Reibesitzbäder ersetzt werden.

Das Rumpfreibebad

Das Reibesitzbad

Das Reibesitzbad. Durch die Reibesitzbäder erzielt man noch schnellere und größere Wirkungen als durch das Rumpfreibebad. Darm und Nieren werden durch dieselben ohne jede Überspannung zur höchsten Tätigkeit angeregt. Zugleich wird in das Körperinnere, welches bei den Kranken oft von einer großen Fieberglut verzehrt wird, unmittelbare Kühlung hineingeleitet. Dabei empfindet der Kranke im Bade, da nur ein ganz kleiner Teil des Körpers gekühlt wird, nicht Kälte, sondern angenehme Erwärmung. Der Raum, in welchem die Bäder genommen werden, muß besonders im Winter angenehm warm sein. Das Reibesitzbad wird von den Frauen folgendermaßen ausgeführt: Während beim Rumpfreibebad die Badende sich bis zu den Hüften im Wasser befindet, kommt es bei dem Reibesitzbad darauf an, daß sie im Trockenen sitzt und der Körper mit dem Wasser nicht in unmittelbare Berührung kommt. Zu diesem Zwecke wird in dieselbe Wanne, welche zu den Rumpfreibebädern dient, eine Fußbank oder eine Bretteinlage hineingesetzt und die Wanne so weit mit Wasser angefüllt, daß dieselbe mit dem oberen Rande des Sitzes der Fußbank oder des Sitzbrettes abschneidet, den Sitz selbst also nicht übersteigt. Die Badende setzt sich auf das völlig trockene Brett beziehungsweise die Fußbank, taucht ein leinenes Tuch in das darunter befindliche Wasser und beginnt nun, indem sie mit dem Tuche stets soviel Wasser als nur möglich heraufholt, den Geschlechtsteil sanft zu waschen. Es wird besonders betont, daß nur die äußeren, nicht etwa die inneren Schamteile zu waschen sind und daß kein scharfes Hin- und Herscheuern, nur ein sanftes Waschen mit möglichst vielem Wasser zu erfolgen hat. Das Gesäß der Badenden wird während des Bades selbstverständlich ebenfalls naß, wovor niemand zurückschrecken darf, weil es nicht schadet. Während der Zeit der Menstruation setzen Frauen und Mädchen mit den Reibesitzbädern drei Tage lang aus. In solchen Fällen dagegen, wo die Zeitdauer der Menstruation abnorm lange währt, treten besondere Badevorschriften auch während der Periode ein, die sich der Behandelnde indessen vorbehält, in jedem Falle selbst zu bestimmen. Erwähnt muß noch werden, daß die Periode bei Frauen und Mädchen in normalem Zustande zwei bis drei, höchstens vier Tage dauert und jede längere Dauer anormal ist. Das Wasser wird bei den Reibesitzbädern stets so kalt wie die Natur es bietet, genommen (12 bis 14 Grad Celsius), doch kann eine etwas mildere Temperatur, bis 16 Grad Celsius, in besonderen Fällen angewendet werden. Je kälter das Wasser während des Reibesitzbades ist, desto wirksamer sind diese Bäder. Man nehme das Wasser jedoch nie kälter, als man es an den Händen bequem ertragen kann. In den Tropen und heißen Zonen wird es nicht möglich sein, so kaltes Wasser zu nehmen wie bei uns, weshalb aber die Wirkung dieselbe ist wie hier, da das Verhältnis der dortigen Wasser- zur dortigen Lufttemperatur ziemlich übereinstimmt mit derjenigen bei uns.

Wo keine Rumpfbadewannen vorhanden sind, kann man zu den Reibesitzbädern jedes beliebige Waschgefäß verwenden, wenn es nur groß genug ist, eine Fußbank oder ein Sitzbrett und wenigstens

15 bis 20 Liter Wasser bis zur Sitzfläche aufzunehmen. Für Kinder genügt ein Gefäß mit 10 bis 12 Liter Wasserinhalt bis zum Sitz. Nimmt man zu wenig Wasser zu diesen Bädern, so wird es zu rasch warm, wodurch das Bad an Wirkung verliert.

Am einfachsten wird das Reibesitzbad der Frauen auf einem Kübel (Eimer) gemacht, über den man, wenn nötig, ein Brett legt, wenn der Kübel einschneidet.

Weiches Wasser verdient den Vorzug vor frischem Brunnenwasser. Wo nur Brunnenwasser zur Verfügung steht, tut man gut, dasselbe einige Zeit stehenzulassen, wenn das zu erreichen ist, ohne daß dasselbe dadurch zu warm wird.

Bei den Männern ist die Wanneneinrichtung dieselbe. Bei ihnen wird der äußere Rand, das heißt die Spitze der Vorhaut, unterm Wasser gewaschen. Der Badende hält am besten mit Mittel- und Zeigefinger der linken Hand die vorgezogene Vorhaut vor der Spitze der Eichel zusammen, so daß letztere völlig von der Vorhaut bedeckt ist, und wäscht nun leise unterm kalten Wasser fortwährend mit einem Jute- oder Leinentuch in Taschentuchgröße, welches er in der rechten Hand *unter* Wasser hält, die äußerste Spitze oder die äußerste Kante der vorgezogenen Vorhaut.

Dieses Reibesitzbad gilt nur für Männer, nicht für Knaben vor der Reife; da ist das Rumpfreibebad zu empfehlen.

Bei Patienten, welche im Körper entzündete oder wunde Stellen haben oder bei welchen der chronische latente Krankheitszustand in einen akuten übergeht, wird die innere Entzündung sehr bald, oft bereits nach dem ersten Bade, nach unten abgeleitet und tritt dann an der Reibestelle beziehungsweise in deren nächster Umgebung wieder auf. Es ist dies in allen Fällen eine günstige Erscheinung, die niemand zurückschrecken darf, die Bäder fortzusetzen. Manchem wird es vielleicht unerklärlich scheinen, weshalb gerade dieser Körperteil und kein anderer als Applikationsstelle für diese Bäder ausgewählt ist. Die Begründung ist eine sehr einfache. Die Wirkung des Reibesitzbades ist eine doppelte, zunächst eine rein mechanische, weil dadurch in einer bis jetzt völlig unbekannten eigenartigen Weise das Körperinnere, in welchem bei allen Krankheitszuständen eine zu große Hitze herrscht, normal abgekühlt wird, ohne den übrigen Körper unnötig auszukühlen, so daß gleichzeitig während jedes Reibesitzbades eine eigenartige Erwärmung der besonders bei allen chronischen Kranken zu kalten äußeren Haut auftritt. Durch diese besonders dem Reibesitzbad, aber auch dem Rumpfreibebad eigentümliche Wirkung werden die im Körper durch die Krankheit hervorgerufenen unnormalen Körpertemperaturen normalisiert, das heißt jede weitere Gärung der Fremdstoffe im Körper verhindert; denn wie schon früher gesagt, wird jede Gärung durch Abkühlung behindert beziehungsweise rückwärtsgeleitet.

Ferner aber werden durch die Reibesitzbäder die Nerven, die Träger des Lebens, also die Lebenskraft selber, im ganzen Körper in bis jetzt unbekannter Weise stärkend beeinflußt. An keiner anderen Stelle des Körpers als der gerade hier angegebenen laufen viele Enden der wichtigsten Nerven im Körper zusammen. Es sind dies besonders die Ausläufer vieler Rückenmarksnerven und des Nervus sympathicus, welche die Hauptnerven des Unterleibs sind und durch ihren Zusammenhang mit dem Gehirn eben eine Beeinflussung des gesamten Nervensystems des Körpers auf diese Weise zulassen. Nur an den Geschlechtsteilen des Menschen ist das ganze Nervensystem des Organismus beeinflußbar. Durch die kalten Waschungen findet eine sehr erhebliche Stärkung der Nerven statt oder, mit anderen Worten gesagt, die Lebenskraft des ganzen Körpers, auch die des kleinsten Teiles, wird dadurch angefacht. Eine Ausnahme findet nur da statt, wo die Nervenleitung unterbrochen ist. Es gelingt uns wohl sofort, durch das Reibesitzbad die innere hohe Temperatur abzuleiten, doch immer nur auf kurze Zeit. Je nach den Krankheitsfällen, früher oder später, gewinnt die frühere zu große innere Wärme wieder die Oberhand, und es tritt mit diesem Moment auch an uns sofort wieder die Notwendigkeit heran, dieselbe von neuem durch das Reibesitzbad abzuleiten; denn durch eine permanente Abkühlung der inneren zu hohen Temperaturen lassen sich dauernde Besserungen erzielen. Aus diesem Grunde ist das Reibesitzbad so oft erforderlich, als die Temperatur im Inneren des Körpers über das Normale steigt. Natürlich darf man nicht annehmen, daß sich dieses in allen Fällen ohne Beschränkung durchführen läßt. Solche Kranke, deren Lebens- und Reaktionskraft überhaupt eine Heilung nicht mehr zuläßt, sogenannte Todeskandidaten, kommen nicht mehr für eine Behandlung in Frage.

Es wurde früher gesagt, daß durch die Reibesitzbäder die Nerven und mit diesen die Lebenskraft, das heißt hier die Verdauungsfähigkeit des Körpers, in auffallender Weise gestärkt werden. Das werden wir aber erst verstehen, sobald wir wissen, daß diese Lebenskraft identisch ist mit dem, was man Verdauungsfähigkeit im Körper nennt und woher der Körper seine Lebenskraft nimmt. Diese Kraft schöpft der Körper aus seiner Nahrung, und zu dieser Nahrung gehören nicht nur Speise und Trank, wie man für gewöhnlich annimmt, sondern zum wichtigen Teile die Atmungsluft. Entziehen wir ihm seine Atmungsluft, so ist er schon in wenigen Minuten ein lebloser Körper. Ebenso wenn wir ihm die Nahrung entziehen, nur daß er hier nicht ganz so rasch dahinstirbt. Welche gewaltige Kraft es aber ist, die der Körper aus seiner Nahrung zu ziehen imstande ist, davon werden sich die allerwenigsten eine richtige Vorstellung machen können. Nehmen wir also die atmosphärische Luft, so wissen wir, daß dieselbe aus Stickstoff und Sauerstoff in ganz bestimmter Mischung besteht. Eine ungeheure Kraft ist es, welche die Luft gerade in dieser bestimmten Mischung von Stickstoff und Sauerstoff zusammenhält. Man mache nur den Versuch und probiere, die Luft in ihre verschiedenen Bestandteile zu trennen, ein Versuch, der selbst unseren Chemikern nur mit ganz kleinen Quantitäten und auch nur mit ganz besonderen Vorkehrungen gelingt. Das was der Chemie nur mit Schwierigkeiten möglich ist, vollzieht unser Körper mit jedem Atemzuge. Die Luft, welche der Körper einatmet, trennt er sofort durch die Lungen in ihre Bestandteile Sauerstoff und Stickstoff. Ersteren braucht er als Nahrungsmittel für sich, und letzteren atmet er wieder aus. Die gewaltige Kraft aber, welche vorher dazu nötig war, um Stickstoff und Sauerstoff in der Luft vereint zu halten, wird dadurch im Körper frei und von diesem verwendet. Je reiner und natürlicher die Atmungsluft ist, desto mehr Lebenskraft ist der Körper aus ihr zu ziehen imstande.

Verdauung

Einen ähnlichen Prozeß vollzieht der Körper mit Speise und Trank. Durch die Verdauung wandelt er die ihm zugeführten Stoffe vollständig um und zieht die für ihn brauchbaren Bestandteile aus ihr heraus. Je natürlicher und von ihrem Naturzustand weniger abweichend diese Nahrungsmittel noch sind, desto größer wird auch die Kraft sein, die der Körper aus ihnen für sich als Lebenskraft abzuleiten imstande ist. Haben wir zum Beispiel einen Apfel, so hat derselbe eine ganz bestimmte Form, und es gehört bereits eine ganz erhebliche Kraft dazu, diesen Apfelstoff aus seinem natürlichen Gefüge herauszubringen. Kochen wir dagegen den Apfel, so verändert sich seine ganze Form, sein ganzes inneres Wesen in einen anderen Stoff, und die ihm innewohnende Naturkraft wird frei. Das so entstehende Apfelkompott hat dann wohl auch noch eine gewisse Nährkraft, aber immer nur einen Teil der Urkraft des Apfels selber. Genau so verhält es sich aber auch mit allen anderen Nahrungsmitteln des Menschen. In ihrer natürlichen Form gewähren sie dem Menschen auch die größte Lebenskraft, und je mehr man diese Produkte durch Prozesse umwandelt und verändert, desto geringer ist das Quantum Lebenskraft, das der Körper daraus zu ziehen vermag.

Nach diesen Auseinandersetzungen gewinnen wir jetzt ganz von selber die Anschauung, daß die Lebenskraft des Körpers allein von dem Verdauungsmaterial sowie von der Fähigkeit des Körpers, dasselbe in der für ihn geeignetsten Form umzuwandeln oder zu verdauen, abhängig ist. Die Lungentätigkeit wird stets mit zur Verdauung gerechnet.

Die Nerven sind die Leiter dieser Kraft, das Gehirn und das Rückenmark ihr Speicher oder Kondensator. Die Kraft selber ist eine positive und eine negative, wie auch bereits aus ihrer verschiedenen Entwicklungsart ersichtlich. So gewinnen wir ganz von selber über die Lebenskraft des Körpers ein Bild analog der elektrischen Kraft. Der Körper ist einerseits einer galvanischen Batterie ähnlich. Seine Elemente sind Luft und Nahrung, und dem Säuremedium der Batterie entsprechen hier der Speichel und Verdauungssaft und die Lunge des Körpers.

Ist der Körper innerlich mit Krankheitsstoffen belastet, so daß er einer eingerosteten Maschine gleicht, so wird seine dadurch behinderte Verdauung nicht mehr die genügende Lebenskraft aus dem gewöhnlichen Quantum Nahrung ziehen können, um den Körper so leistungsfähig wie ehedem zu erhalten; er bedarf jetzt bereits größerer Quantitäten Nahrung wie früher und meist auch schon ganz besonderer Reiz- und Anregungsmittel, um ihn leistungsfähig zu erhalten. Natürlich kann dies nur auf Kosten seiner Verdauungsfähigkeit geschehen.

Wollen wir jetzt wiederum die Lebenskraft im Körper erhöhen, so kann dies nur durch ein Mittel geschehen, welches die Verdauung bessert und hebt. Das beste dafür bekannte Mittel sind aber, neben naturgemäßer Kost, die Reibesitzbäder; denn diese bessern selbst die schlechteste Verdauung, solange diese überhaupt noch besserungsfähig ist, in kürzester Zeit wie kein anderes Mittel, und zwar in natürlicher Weise. Die hartnäckigste Verstopfung, die bereits jahrelang keinem Mittel mehr weichen wollte, wird durch Reibesitzbäder oft in wenigen Tagen behoben, so daß normaler Stuhlgang eintritt und erhalten wird. Jetzt wird es uns auch klar, weshalb allemal die leichtverdaulichen Speisen auch die nahrhaftesten sind, und wie allemal die Nahrungsmittel in ihrem natürlichen, unveränderten Zustand auch am leichtesten verdaulich und am verwertbarsten sind.

Nach diesen Erörterungen werden wir das Reibesitzbad jetzt von einem Standpunkt betrachten, der es uns in einem besonderen Licht erscheinen läßt. Auch wird es jetzt jedem klarwerden, wie man Augen- und Ohrenleiden mit demselben Mittel erfolgreich behandeln kann, mit welchem in anderen Fällen Scharlach, Pocken, Cholera usw. behoben werden. Die Lebenskraft des ganzen Körpers wird eben angefacht, und dabei ist es nicht möglich, wenn nicht gerade eine Nervenleitung unterbrochen ist, daß ein Glied mehr, das andere weniger angeregt wird. Wie sich eine erhöhte Lebenskraft äußert, ist den meisten aber völlig unbekannt; denn oft treten dabei gerade den Erwartungen des Patienten entgegengesetzte äußere Erscheinungen auf. Es kommt vor, daß Raucher nach den Bädern ihre Zigarette nicht mehr vertragen können und demzufolge glauben, daß ihr Magen schwächer wird, während gerade das Gegenteil der Fall ist. Früher hatte ihr Magen gar nicht mehr die Kraft, sich gegen das Nikotingift erfolgreich aufzulehnen, wohingegen er jetzt wieder diese Kraft gewann. Und ähnliches mehr. Da, wo sich nur durch diese Bäder die Nerven im Körper noch stärken lassen, gewinnt derselbe durch diese Stärkung stets die Kraft, die in ihm befindlichen Fremdstoffe allmählich wieder auf den natürlichen Ausscheidungswegen herauszuschaffen.

Das ist in Kürze die Quintessenz der Heilwissenschaft von Louis Kuhne.

Es ist erstaunlich, mit welchem Scharfsinn und strenger Logik er bereits vor 100 Jahren eine Gesundheitslehre aufstellte, welche noch heute und wohl in aller Zukunft ihre Gültigkeit behalten wird. Ich habe in Tausenden von Fällen die unumstößliche Richtigkeit seiner Lehre nachprüfen können, auch gerade in bezug auf die Ernährung. Kuhne empfiehlt zeitweiliges Fasten als gesundheitsfördernd, er lehrt, daß man im Winter weniger und leichter verdauliche Kost essen soll als in der warmen Jahreszeit, er warnt vor zu häufigen Mahlzeiten, weil diese nicht richtig verdaut werden können, und empfiehlt sorgfältiges Kauen und gutes Einspeicheln der Nahrung.

Ich habe auch nachprüfen können, daß man, wie Kuhne lehrt, Masern, Scharlach, Diptherie, Pocken auf dieselbe Weise behandeln und heilen kann, so in einem Fall von schwerer Diptherie bei einem zehnjährigen Knaben, dessen Zustand von einem Facharzt für aussichtslos erklärt worden war: Das Gesicht war zyanotisch, also bläulich verfärbt, der Hals dick geschwollen, der Rachen voller Belag, der Puls schwach und sehr beschleunigt, die Atmung behindert, das Sensorium war stark getrübt. Ich ließ sofort einen Einlauf machen, der nur schwachen Erfolg hatte. Dann erhielt der Patient einen Leibwickel mit kaltem Wasser und wollener Bedeckung, eine Wärmeflasche an die Füße und je eine an beide Körperseiten, über das Ganze ein Federbett. Nach 20 Minuten trat reichlicher Schweiß auf. Nachdem das Schwitzen eine Viertelstunde gedauert hatte, wurde der Patient schnell entkleidet und erhielt ein Rumpfreibebad von zehn Minuten Dauer, in welchem er anfing, stark zu husten und Schleimfetzen mit Belag auszuspeien. Darauf folgte wieder eine Schwitzpackung und darauf wiederum ein Rumpfreibebad. Währenddessen hatte sich der Zustand bedeutend verändert, die Zyanose war starker Gesichtsröte gewichen, die Somnolenz war geschwunden, der Kranke blickte klar um sich, er spie noch große Schleimmassen aus und hatte spontan einen voluminösen Stuhlgang. Die Temperatur war binnen zwei Stunden von 40 auf 37 Grad herabgesunken. Der Puls war voll bei 90 Schlägen, im Rachen kein Belag mehr zu sehen. Nach der dritten Schwitzprozedur mit nachfolgendem Rumpfreibebad verlangte der Patient zu essen und schlief ein. Am dritten Tag konnte er bereits aufstehen; eine leichte Nephritis (Nierenentzündung) wurde durch die Rumpfreibebäder in 14 Tagen behoben.

IV. Die Naturheilmethode als einziger Ausweg aus dem Verfall der Volksgesundheit

Wenn wir die Erfahrungen all dieser Männer zusammenfassen, sehen wir, daß sie alle eine naturgemäße Lebensweise voraussetzen, damit der Körper seine Funktionen erfüllen kann. Alle lehren, daß zwei, höchstens drei Mahlzeiten am Tag genügend sind, und verlangen gutes Kauen und sorgfältiges Einspeicheln der Speisen. Alle sind sich darüber einig, daß starker Fleischgenuß, wie überhaupt zu reichliche Eiweißzufuhr, die Gesundheit schädigen, alle warnen sie vor zu reichlichem Genuß von Alkohol, Kaffee, Tee und vor Nikotin wie auch vor reichlichem Gebrauch von scharfen Gewürzen. Sie alle stimmen darin überein, daß die Gesundheit am meisten leidet unter der Verschlackung des Körpers durch Fremdstoffe, vorwiegend infolge Ablagerung von harnsauren Salzen und ähnlichen Stoffen, die durch unvollkommene Verdauung von der Wiege bis ins höchste Alter sich im Körperinneren absetzen, die Kapillaren allmählich verstopfen und auf diese Art sowohl örtliche als auch allgemeine Stauung hervorrufen. Die Zellen im angestauten Gebiet werden behindert in der Sauerstoffaufnahme, ebenso können sie ihre Abfallprodukte nicht genügend ausscheiden. Dadurch entstehen allmählich Vergiftungserscheinungen, erst in kleinen Bezirken, aber im Laufe der Zeit, weil auch die Ausscheidungsorgane schwächer funktionieren, allgemeine Vergiftungserscheinungen, welche sich äußern in Mattigkeit, zunehmender Ermüdbarkeit, Abnahme der Geisteskräfte und Anfälligkeit für die verschiedensten

Krankheiten. Sehr früh entwickelt sich stets zunehmende Darmträgheit, die stagnierenden Massen im Mastdarm zersetzen sich und liefern den Nährboden für eine ungeheure Zunahme der Colibazillen, welche ihrerseits mit ihren giftigen Stoffwechselprodukten das Blut überschwemmen.

Je nach dem Sitz der stärksten Belastungen entwickeln sich die speziellen Krankheitserscheinungen. Bei Kopfbelastung entstehen Benommenheit, Schwindel, Kopfschmerz, häufig in Form von Migräne, Arterienverkalkung, sämtliche Augen- und Ohrenleiden sowie Nasenerkrankungen, sogenannte Nervenleiden bis zu den schwersten Formen von Irrsinn. Auch die Gehirntumoren haben denselben Ursprung.

Der Rheumatismus, zu dessen Erforschung in allen europäischen Staaten ärztliche Kommissionen eingesetzt worden sind, hat seine Entstehung im Mastdarm. Nach den Beobachtungen von Kuhne und von Kneipp, aber auch des Landmannes Schroth, verschwindet der Rheumatismus unbedingt jedesmal, wenn der Körper eine grundlegende Reinigungsskur durchgemacht hat. Wenn aber die akuten Schmerzen durch die schmerzstillenden medizinischen Mittel durch längere Zeit betäubt werden, wenn also jedesmal die Reaktion des Körpers unterbrochen und gelähmt und dadurch die Ausscheidung der Fremdkörper gehindert wird, geht der leicht heilbare Rheumatismus in die schwer heilbare Gicht über. Auch der Gelenkrheumatismus mit Streptokokkeninvasion hat denselben Ursprung und weicht der gleichen Behandlung. Denselben Ursprung haben aber auch alle sogenannten Infektionskrankheiten, Tuberkulose, Masern, Scharlach, Diphterie, Pocken.

Meine Nachprüfungen im Verlauf von 30 Jahren haben ergeben, daß es sich bei all den genannten Krankheiten um richtige Heilungen, das heißt um die vollständige Wiederherstellung der verlorengegangenen Gesundheit handelt. Es ist nach den oben angeführten Erläuterungen auch nicht anders möglich. Wenn nämlich ein Organismus durch Überbelastung mit Fremdstoffen erkrankt ist, kann er nur wirklich gesund werden, wenn diese Fremdstoffe entfernt sind. Ausnahmen bestätigen nur die Regel. Man kann Menschen beobachten, welche ein hohes Alter bei anscheinend voller Gesundheit erreichen, obgleich sie ihr ganzes Leben hindurch wahllos gegessen und getrunken und vielleicht auch Alkohol und Nikotin zu sich genommen haben. Das sind aber solche Menschen, die von ihren Eltern eine gute Konstitution mit wenig Belastung überkommen haben. Die meisten Menschen der letzten drei bis vier Generationen haben ihren Kindern gewöhnlich eine starke Belastung vererbt, weil breite Volksschichten durch vererbte Geschlechtskrankheiten und durch die Kulturgifte ihr Blut in hohem Maße verdorben haben. Wenn die Anschauungen Kuhnes und der anderen Naturheilärzte Allgemeingut werden, wird einmal eine Generation heranwachsen, welche, frei von Leibeskrankheiten, eine hohe körperliche und geistige Kultur erreichen wird.

Die Lehren der Naturheilärzte verdienen aber auch in volkswirtschaftlicher Beziehung ernstliche Beachtung, besonders in unserer Zeit, welche vom Gespenst des Hungers bedroht ist. Wenn die Regierungen der Staaten durch eine planmäßige Aufklärung die Bevölkerung an nur drei Mahlzeiten am Tage gewöhnen würden, wobei auf die schädlichen Wirkungen des Schnellessens Nachdruck gelegt würde, wäre das Ergebnis eine bedeutende Einsparung von Nahrungsmitteln, weil der einzelne nach dem Beispiel von Fletcher genau um die Hälfte weniger verbrauchen würde. Der Konsum von Fleisch, Alkohol und Tabak würde stark zurückgehen und die Lebenshaltung bedeutend verbilligt werden. Rechnet man dazu, welche ungeheuren Summen an Unterhalt von Krankenhäusern, Sanatorien, für Medikamente und ärztliche Behandlung erspart würden, so ergibt sich für jeden Menschen die Forderung an den Staat, durch Errichtung von Lehrstühlen für Naturheilbehandlung, durch möglichste Verbreitung von Aufklärungsschriften und durch populär-medizinische Vorträge die Naturheilkunde nach Möglichkeit zu fördern.

Es darf nicht unerwähnt bleiben, daß die Naturheilmethoden es den Patienten nicht so bequem machen wie die Schulmedizin. Sie verlangen vom kranken Menschen eine recht starke Disziplin, eine Abkehr von liebgewonnenen Gewohnheiten und Enthaltung von verschiedenen Genußmitteln. Die Menschen neigen dazu, bei jedem körperlichen Schmerz oder sonstiger Unpäßlichkeit sofortige Abhilfe vom Arzt zu verlangen. Daher die ununterbrochene Erfindung und Herstellung von chemischen Betäubungsmitteln, welche aber leider alle den Nachteil haben, daß sie bei häufigem Gebrauch die normale Reaktion des Körpers zum Stillstand bringen und dadurch die Menge der Ablagerungen ständig vermehren. Die notwendige Folge dieser Einstellung, bei Krankheiten immer nur den Schmerz betäuben zu wollen, ist die heute zu beobachtende Degeneration der meisten Kulturvölker.

Die um sich greifende Zahnfäule beraubt die Menschen der Fähigkeit, richtig zu kauen und die Nahrung einzuspeicheln, wodurch die Grundlage zur Gärung gelegt wird. Die durch die erwähnte Behandlung mit Betäubungsmitteln unterbrochene Reaktion des Körpers bedingt es, daß die Fremdstoffe immer stärker unter Druck geraten und durch Hinzutreten von Fermenten des Körpers und verstärkte Gärung ständig schärfer und giftiger werden, wodurch letzten Endes immer schwerere und quälendere Krankheiten entstehen. In Großstädten sieht man kaum noch Menschen mit gesundem Gebiß, jeder zweite Mensch hat Narben nach Operationen, schon kleine Kinder tragen Brillen, und die Zahl der Tuberkulösen und Herzkranken nimmt ständig zu. Die Kindersterblichkeit ist ungeheuer groß, teils weil die Kinder schon mit schwacher Lebenskraft zur Welt kommen, teils weil sie wegen Überernährung infolge zu häufiger Mahlzeiten an hitzigen Krankheiten und Tuberkulose zugrunde gehen. Die vielgerühmte Seuchenbekämpfung ist auch nicht von großer Bedeutung, wenn man bedenkt, daß, wo früher die Pocken Tausende von Menschenleben dahinrafften, jetzt Millionen an Tuberkulose und Krebs sterben.

Bei vielen Menschen, welche durch übermäßiges Essen zu viele Fremdstoffe im Körper angehäuft hatten, traten die Pocken auf. Diese trieben die Fremdstoffe unter heftigen Fiebererscheinungen durch die Haut hinaus und reinigten dadurch den Organismus. Durch das Impfen wird die Reaktionsfähigkeit des Körpers gelähmt, daher hat er nicht mehr die Kraft, Fremdstoffe mit Gewalt hinauszutreiben, sie bleiben im Körper, werden giftiger und rufen schließlich Tuberkulose hervor.

V. Die primäre Ursache aller Krankheiten: die Magenerweiterung. (Wichtigste Erkenntnis meiner fünfzigjährigen ärztlichen Tätigkeit!)

Ich habe in jahrzehntelanger Tätigkeit als Naturheilarzt die verschiedensten Systeme erst an mir selber und dann an Tausenden von Patienten nachgeprüft. Ich habe Naturheilsanatorien der verschiedensten Richtungen besucht und mich überzeugen können, daß tatsächlich alle Krankheiten mit diesen Methoden geheilt werden können. Ich sage alle Krankheiten, nicht alle Kranke. Wo die Lebenskraft schon zu sehr geschwächt war, wo lebenswichtige Organe schon zum Teil zerstört waren, da konnte auch die beste Behandlung nicht mehr helfen. Es gab mir aber zu denken, wenn ich Patienten sah, welche, von einer schweren chronischen Krankheit geheilt, nach einiger Zeit rezidivierten, obgleich sie dieselbe Lebensweise, welche ihnen zur Gesundheit verhalf, weiter fortgesetzt hatten. Es handelte sich durchwegs um ernste Menschen, die sorgfältig alle Fehler vermieden, von denen dann manche in der Treue zum Naturheilverfahren wankend wurden.

Erst nach langwierigen Beobachtungen gelang es

mir, die Ursachen dieser Erscheinungen zu finden, und zwar in Gestalt der Magenerweiterung, der Ptose. Ich hatte angefangen, bei jedem Patienten außer den üblichen Untersuchungsmethoden die Bauchorgane zu palpieren und zu perkutieren, wobei natürlich die Luftblase am Magen nicht übersehen werden darf. Dabei entdeckte ich, daß die meisten Menschen vom Säuglingsalter bis zum Greisenalter an Magenerweiterung leiden, woran sich im weiteren Verlaufe eine Erweiterung des Dickdarms anschließt. Ich überlegte nun, daß durch die Ptose nicht nur der erweiterte Teil, der sogenannte Hakenmagen, sondern allmählich die ganze Muskulatur der Magenwand erschlafft, daß infolge dieser Erschlaffung die Magenwand außerstande ist, sich kräftig zusammenzuziehen und infolgedessen der Speisebrei zu langsam verdaut wird und zu lange im Magen liegenbleibt. Die normale Verdauungszeit beträgt beim gesunden Magen mindestens zweieinhalb Stunden. Wenn der Magen erweitert ist, so bleibt das Essen offenbar viel länger im Magen liegen und geht bei der hohen Innentemperatur sehr bald in Gärung über. Außerdem ist es wahrscheinlich, daß je nach dem Grade der Erweiterung, die Verdauungsdrüsen durch die Verdünnung der ausgeweiteten Magenwand unter anormalen Druck gesetzt werden und daher nicht mehr genügend kräftigen Magensaft produzieren können.

Es entsteht unvermeidlich eine wilde Gärung mit Bildung von Essigsäure, Ölsäure, Buttersäure usw. Diese Säuren gehen mit dem Speisebrei ins Blut über und werden mit dem Kreislauf im ganzen Körper herumgetrieben und in den Geweben abgelagert, mit welchen sie Verbindungen eingehen und sich in ihnen als Salze niederschlagen. Infolge des Druckes der erweiterten Magenwand auf die Drüsen können nicht genügend Salzsäure und Pepsin gebildet werden, daher trägt der geschwächte Magensaft, indem er die Speisen nicht genügend verdauen kann, ebenfalls zur Gärung bei. Die Richtigkeit dieser Behauptung erweist sich durch die Behandlung. Wenn die Ptose beseitigt ist, was gewöhnlich schon nach vierwöchiger Behandlung der Fall ist, wird die Verdauung vollständig normal.

Disziplin im Essen

Der Patient darf nie mehr als dreimal täglich essen, und die Pausen zwischen den Mahlzeiten dürfen nie kürzer sein als fünf Stunden. Längere Pausen schaden nicht. Das Abendessen soll nicht später als zweieinhalb Stunden vor dem Schlafengehen eingenommen werden. Bei Menschen, welche öfter als dreimal am Tage essen, hat der Magen niemals Zeit, kräftigen Magensaft zu bilden, dessen Bereitung auch mindestens zweieinhalb Stunden dauert. Ich nehme keinen Patienten in Behandlung, welcher dieser Grundforderung nicht entspricht. Dafür aber sind die Patienten, welche dieses Gebot befolgen, erstaunt über die schnelle Änderung ihres Gesamtbefindens. Ganz besonders eklatant sind diese Erfolge bei der perniziösen Anämie, der bösartigen Blutarmut. Bei diesen Patienten beobachtet man immer eine hochgradige Ptose und schwere Verstopfung. Und ich bin auf Grund meiner Beobachtungen genötigt, diese beiden Faktoren als Ursache dieser Krankheit anzusprechen.

Die zweite Forderung, welche ich an jeden Patienten stelle, ist die, daß er mindestens zweimal täglich Stuhlgang hat. Das zu erstrebende Ziel bei drei Mahlzeiten am Tage ist dreimaliger Stuhlgang täglich. Patienten, welche bis zur Behandlung an chronischer Verstopfung litten, verordne ich einen durch mindestens sechs Wochen fortzusetzenden täglichen Einlauf mit r e i n e m Wasser von 35 Grad Celsius. Der Einlauf wird ausgeführt mittels eines Irrigators, welcher anstatt des kurzen Hartgummiansatzes am Schlauchende ein Darmrohr mit seitlicher Öffnung trägt.

Stuhlgang

Der Patient liegt auf der linken Seite. Der Boden des Irrigators befindet sich 75 Zentimeter über der Hüfte des liegenden Patienten. Nachdem die Luft aus dem Schlauch durch Öffnen des Hahnes entfernt ist, wird das Darmrohr unter leichter Drehbewegung in den After eingeführt, wenigstens bis 20 Zentimeter Tiefe. Der Hahn wird geöffnet, und der ganze Inhalt des Irrigators, ein bis eineinhalb Liter, entleert. Nachdem das Darmrohr herausgezogen ist, liegt der Patient eine Minute auf dem Rücken, darauf eine Minute auf der rechten Seite, dann wieder auf dem Rücken, er nimmt die Knie hoch, legt eine Hand auf die andere, setzt die flache Hand rechts unten über dem Schambein an und massiert den Bauch in einer Kreisbewegung, rechts am Hüftbein entlang nach oben bis unter die Rippen, dann unter den Rippen durch nach links, am Hüftbein entlang nach unten. Diese Kreisbewegung im Sinne des Uhrzeigers macht er vierzig- bis fünfzigmal, wonach gewöhnlich die Entleerung erfolgt.

Einlauf

Da bei chronisch Verstopften sich gewöhnlich harte Krusten an der Darmwand ansetzen, müssen diese durch eine Dampfkompresse erweicht werden.

Dampfkompresse

Ein Thermophor aus Gummi oder Blech wird vor dem Schlafengehen mit siedendem Wasser gefüllt, gut verschlossen und in ein dünnes Leintuch eingeschlagen. Ein Handtuch wird mehrfach zusammengelegt, so daß es den ganzen Bauch bedeckt, in heißes Wasser getaucht, ausgewunden, auf den Bauch gelegt, darüber der Thermophor mit kochendem Wasser gelegt und das Ganze mit einem schafwollenen Tuch bedeckt. Darüber die Bettdecke. Der heiße Dampf, welcher sich unter dem Thermophor entwickelt, dringt durch die Bauchorgane, erweicht die meist verhärteten Mesenterialdrüsen und die verhärteten Kotmassen. Wird die Hitze zu groß, hebt der Patient die Dampfkompresse so weit hoch, daß Luft dazwischen treten kann. Nach einer halben Stunde entfernt er die Dampfkompresse und reibt sofort den Bauch mit etwas kaltem Wasser ab, um die erweiterten Poren zu schließen. Die Dampfkompresse wird vier bis sechs Wochen jeden Tag aufgelegt mit Ausnahme der Tage der Menstruation.

Gegen die Ptose verordne ich jedem Patienten am Morgen sofort nach dem Erwachen eine

Bauchmassage

Bauchmassage. Diese wird folgendermaßen ausgeführt: der Patient liegt flach auf dem Rücken, nur der Kopf auf einem Polster, die Knie hoch, damit die Bauchmuskulatur vollständig entspannt ist. Die Massage wird nur mit dem Handteller ausgeführt. Der Handteller wird in der Mittellinie des Körpers unter dem Brustbein angesetzt und streicht unter leichtem Druck vom Brustbein bis etwas über den Nabel. Sofort führt die andere Hand dieselbe Bewegung aus, also abwechselnd streicht er bald mit der einen, bald mit der anderen Hand in der Mittellinie von oben nach unten durch zwei Minuten. Darauf legt er die linke Hand über die rechte und führt eine leichte kreisförmige Bewegung um den Nabel aus, und zwar, wenn er sich eine auf dem Magen liegende Taschenuhr vorstellt, in der Richtung des Uhrzeigers. Diese Dünndarmmassage dauert eine Minute, und nach dieser führt er dieselbe Bewegung aus um den ganzen Bauch, wieder durch zwei Minuten. Diese Massage wird durch zwei bis drei Monate regelmäßig jeden Morgen ausgeführt. Und damit ist bei Einhaltung der Diät die Ptose radikal beseitigt.

In den meisten Fällen ist nach diesen einfachen Maßnahmen auch die hartnäckigste Stuhlverstopfung beseitigt, der Patient fühlt sich ganz bedeutend besser, kräftiger und leistungsfähiger. Nach der Massage wäscht sich der Patient wie gewöhnlich, trocknet sich sorgfältig ab und nimmt, je nach Vorschrift, entweder ein Reibesitzbad oder ein Rumpfreibebad, wie Kuhne sie beschrieben hat. Um die Reaktion nicht allzu plötzlich eintreten zu lassen, verordne ich vierzehn Tage nach Beginn der Behandlung ein zweites Bad, entweder vor dem Abendessen oder vor dem Schlafengehen. Die ärgsten Schmerzen, seien es nun Kopfschmerzen, irgendwelche Neuralgien, rheumatische Schmerzen, Ischias usw. verschwinden schon in den ersten Wochen der Behandlung. Die Bäder müssen sehr lange fortgeführt werden, ja die meisten Patienten wollen sie auch nach Aufhören der Behandlung nicht mehr missen.

Ich erkläre jedem Patienten gleich bei der ersten Untersuchung, daß es sich nicht lohnt, die Behand-

Disziplin lung zu beginnen, solange er nicht genaueste Disziplin beim Essen durchführt. Er darf nie mehr als dreimal am Tage essen, nach wenigstens fünfstündigen Pausen, er darf das Abendbrot nicht später als zweieinhalb Stunden vor dem Schlafengehen nehmen, keinen Mittagsschlaf halten, höchstens in sitzender Stellung auf eine Viertelstunde einnicken.

Radikales Rauchverbot

Raucher beginnen die Behandlung erst dann, wenn sie bereits vier Wochen nicht mehr geraucht haben, denn der Rauch wird vom Speichel aufgenommen und in den Magen geführt, wo er sofort die Magenschleimhaut zur Säurebildung reizt, so daß alle Maßnahmen zur Entsäuerung des Körpers fruchtlos bleiben.

Einspeicheln der Nahrung

Jeder Patient wird angehalten, die Speisen sorgfältig zu zerkauen und einzuspeicheln, besonders sorgfältig saure Speisen, namentlich mit Essig oder Zitronensäure angemachte Salate, Sauerkraut, saure Gurken, Tomaten und jegliches Obst. Patienten mit Zahnprothesen müssen besonders viel Zeit auf die Mahlzeit verwenden. Allen Patienten ohne Ausnahme verbiete ich das feine weiße Mehl, also Semmeln und jegliches Weißgebäck, weil es, abgesehen davon, daß es keinen Nährwert hat, bei den meisten Menschen eine sehr starke Säurebildung hervorruft. Ich empfehle die Herstellung der Mehlspeisen aus Weizenschrotmehl. Ich verordne allen Patienten

Diät

reichlich Gemüse- und Obstdiät, Vollkornbrot, sei es aus Roggen- oder Weizenschrot, statt Grieß groben Hafer- oder Gerstenschrot, anstatt süßer Milch, welche in saurem Magen zu festem Klumpen gerinnt, die Blähungen und Verstopfung hervorrufen, saure Milch oder Buttermilch. Zucker in reiner Form, wie er in Kaffee oder Tee gewöhnlich gebraucht wird, verbiete ich gleichfalls, weil er dem Magen viele Salze entzieht, so daß die Magenzellen nicht genügend kräftigen Magensaft produzieren können. Unschädlich wird er nur dann, wenn er mit Obst oder Beeren gekocht wird, weil er sich mit den in Obst und Gemüse reichlich enthaltenen Nährsalzen sättigt. Dagegen ist Honig als wertvolles Nahrungsmittel sehr zu empfehlen. Der braune Rohzucker ist dagegen nicht schädlich, weil er noch alle Nährsalze enthält und den Magenzellen nichts zu entziehen braucht. Hülsenfrüchte dürfen nicht passiert werden, weil sie in passiertem Zustand gleichfalls säurebildend und blähend wirken und fast keinen Nährwert mehr haben; unpassiert stellen sie ein wertvolles Nahrungsmittel dar. Schokolade und Kakao verbiete ich in jedem Falle, Bohnenkaffee und chinesischen Tee in mäßigen Mengen verbiete ich nicht in allen Fällen, doch chinesischen Tee bei Verstopfung. Alkohol in mäßigen Mengen schadet nicht, nur müssen Wein und Bier schluckweise getrunken und eingespeichelt werden. Selbstverständlich dürfen Nierenkranke und Patienten mit inkompensierten Herzfehlern überhaupt keinen Alkohol zu sich nehmen, auch solche nicht, die an Schwindel und Kongestionen zum Kopfe leiden.

Allen Patienten empfehle ich, Fleisch nur in kleinen Mengen und selten zu essen, und zwar immer mit Kartoffeln, reichlich Gemüse und Obst. Eier dürfen auch nicht täglich genossen werden.

Homöopathische Heilmittel

Außer den genannten Heilbehelfen wende ich je nach Bedarf noch andere Behandlungsmethoden an. Sehr nützlich haben sich die komplex-homöopathischen Mittel vom Iso-Werk in Regensburg erwiesen, welche den italienischen Mattei-Mitteln entsprechen. Sie wirken anregend auf die Tätigkeit aller Drüsen, nervenkräftigend, säurelösend und haben spezifische Wirkungen auf die Funktionen des Herzens, der Lungen-, Nieren- und Lebertätigkeit. Auch die Dr.-Zimpel Mittel wirken in dieser Richtung.

Canthariden-pflaster

Bei Augen- und Ohrenkrankheiten sowie bei starkem Schwindel und Migräne wende ich häufig das Spanischfliegenpflaster an, welches die ableitende Wirkung der Bäder beschleunigt. Wenn während der Kur, wie besonders bei Rheumatikern, als Reaktion Schmerzen in irgendeinem Körperteil auftreten, verordne ich einen Prießnitzumschlag um die kranke Stelle. Ein Leintuch, mehrfach zusammengelegt, damit es nicht zu rasch trocknet, wird in kaltes abgestandenes Wasser getaucht, ausgewunden, um die schmerzhafte Stelle herumgelegt und mit einem wollenen Tuch bedeckt und verbunden. Dieser Umschlag kann alle zwei bis drei Stunden erneuert werden, am Abend wird er für die ganze Nacht aufgelegt. Nach Abnehmen des Umschlages wird die Stelle mit kaltem, gestandenem Wasser abgerieben.

Es ist geradezu erstaunlich, wie man mit dieser Art der Behandlung in verhältnismäßig kurzer Zeit auch die schwersten Krankheiten heilen kann. Ungeheuer groß ist die Zahl derjenigen Kranken, welche jahrelang vergeblich von einem Arzt zum anderen pilgern und doch nirgends Hilfe finden. Sie klagen über Kopfschmerzen, viele schon seit der Kindheit, über Nervosität, Schlaflosigkeit, Unfähigkeit die Gedanken zu konzentrieren, Gedächtnisschwäche, Arbeitsunlust, ja Lebensüberdruß. Sie haben allerlei

Kuren durchgemacht, sind in Kliniken und Kurorten in Behandlung gewesen, haben unzählige Injektionen erhalten und monatelang Tabletten geschluckt. Bald haben sie Mittel gegen Schlaflosigkeit, starke Narkotika gegen Kopfschmerzen und Neuralgien, oft auch giftige Herzmittel erhalten — alles umsonst! Es ist eine wahre Freude für den Arzt, mitanzusehen, wie diese armen gequälten Menschen schon nach wenigen Wochen der Behandlung geradezu aufleben, ihre Leiden nehmen zusehends ab, sie werden arbeitsfreudig und tätig und werden aus Hypochondern und Misanthropen frohe und nützliche Glieder der menschlichen Gesellschaft.

Die medizinische Wissenschaft unterscheidet eine ganze Reihe verschiedener Magen- und Darmkrankheiten, von denen jede einer besonderen Behandlung unterzogen wird, jedoch in den meisten Fällen mit negativem Erfolge, obgleich bei jeder dieser Formen eine spezielle Diät verordnet wurde. Diese Diät besteht meistens aus Weißbrot, Grieß, süßer Milch, Fleischbrühen, aus geringen Mengen ausgelaugten Gemüses usw. in kurzen Zwischenräumen genommen — also hauptsächlich aus Säurebildnern, weshalb es nicht verwunderlich ist, daß der kranke Magen oder Darm sie nur ungern aufnimmt und Appetitlosigkeit die Folge ist.

Der schwächste Magen verträgt Vollkornbrot, rohes Obst, rohes Gemüse sehr gut, ebenso saure Milch, wenn sie nur gut gekaut sind und der Magen seine fünf Stunden Zeit hat, um die Speisen zu verdauen und kräftigen Magensaft für die nächste Mahlzeit vorzubereiten. Durch die Massage werden die Verdauungsorgane gekräftigt, durch Dampfkompressen oder Prießnitzumschläge entspannt und so in kurzer Zeit zu normaler Funktion zurückgeführt. Sobald dieses Ziel erreicht ist, vergehen infolge der eintretenden Entsäuerung sehr viele Beschwerden.

Da in den ersten zwei Monaten sich trotz aller Maßnahmen immer noch Gärung bildet und daraus Säuren entstehen, verordne ich jedem Patienten einmal in der Woche einen leichtgehäuften oder gestrichenen Kaffeelöffel gepulvertes gereinigtes Glaubersalz (Natrium sulfuricum siccum) beziehungsweise ebensoviel Karlsbader Salz, wenn Glaubersalz nicht erhältlich ist, oder einen gestrichenen Eßlöffel kristallinisches Glaubersalz (Natrium sulfuricum cristallisatum). Diese Mittel entsäuern den Magen und Darm und reinigen auch die Darmdrüsen von Säuren und Bakterien. Das beste Mittel auch bei Durchfall, Schmerzen im Magen, Übelkeit und Erbrechen ist ein gestrichener Kaffeelöffel Glaubersalz, in einer halben Tasse heißem Wasser aufgelöst, abgekühlt getrunken, mit einigen Schlucken kalten Wassers nachgespült . . . Sollte die erste Dosis erbrochen werden, gibt man dieselbe Dosis nach einer halben Stunde noch einmal.

VI. Erkrankungen durch Gehirn- und Rückenbelastungen

Baunscheidtverfahren

Bei Krankheiten, wobei besonders Gehirn und Rückenmark Belastungen zeigen, habe ich mit gutem Erfolg das Baunscheidt-Verfahren angewandt.

Mit dem Baunscheidt-Apparat, von seinem Erfinder Carl Baunscheidt „Lebenswecker" genannt, macht man, vom Nacken und hinter den Ohren angefangen, Einschnellungen auf die Haut, die Rückenwirbel entlang nach unten und je ein bis zwei Reihen neben den Rückenwirbeln. Danach werden die betreffenden Stellen leicht mit dem Baunscheidt-Öl eingerieben. Auf der so behandelten Haut entsteht Rötung, es bilden sich kleine Pusteln, welche bald anfangen, stark zu jucken. Die Pusteln fließen häufig zusammen, so daß der ganze Rücken gerötet erscheint. Am ersten und zweiten Tage treten leichte Fiebererscheinungen auf. Nach drei bis vier Tagen trocknen die Pusteln ein, und die Haut schält sich ab. Das Verfahren wirkt stark ableitend auf das ganze Nervensystem, was besonders deutlich bei Multipler Sklerose in Erscheinung tritt. Ich habe einmal einen Fall von eitriger Rippenfellentzündung mit dem Baunscheidt-Verfahren in vierzehn Tagen vollständig geheilt. Der Eiter sammelte sich in großer Menge auf der Haut an, wonach das Fieber sofort fiel, so daß die Patientin nach vierzehn Tagen ihre Arbeit wiederaufnehmen konnte. Irgendwelche ungünstige Erscheinungen habe ich bei diesem Verfahren nie beobachten können, sondern immer nur sofortiges Aufhören heftiger Schmerzen bei Gelenksentzündungen, Lumbago, auch bei Ohrenschmerzen und Migräne. Auch bei Lungenkrankheiten, selbst tuberkulöser Natur, tritt nach Anwendung dieses Verfahrens jedesmal eine Besserung ein, natürlich wird in solchen Fällen nicht nur der Rücken, sondern auch der Brustkorb behandelt.

Es wäre wünschenswert, wenn die Herstellung

des *echten* Baunscheidt-Öles, die durch die Kriegsereignisse unterbrochen wurde, wiederaufgenommen würde.

Während der 30 Jahre, in welchen ich *ausschließlich* mit homöopathischen Mitteln und Naturheilverfahren behandelt habe, machte ich an meinen Patienten verschiedene interessante Beobachtungen.

Schnupfen
Grippe

Eine große Zahl von Menschen leidet jährlich sowohl bei Eintritt kühlerer Witterung im Herbst wie auch bei plötzlichem Wetterwechsel im Frühling an *Schnupfen,* oft mit Erhöhung der Körpertemperatur, nicht selten mit Übergang in *Grippe.* Man hat Bakterien gefunden, welche den Schnupfen beziehungsweise die Grippe hervorrufen sollen; aber schon Kuhne hat festgestellt, daß die Bakterien durch die krankhaften Veränderungen der Gewebe entstehen, daß sie irgendeinem nützlichen Zweck dienen. Die richtige Erklärung wird wohl die sein, daß durch Kälte die Hautnerven und damit die Hautkapillaren zusammengezogen werden, wodurch das ganze Röhrensystem der Blutgefäße verengt wird. Infolge dieser Verengerung steigt der Blutdruck und verursacht eine Beschleunigung der Zirkulation. Auch in den Gehirngefäßen steigt der Druck, und weil die Schädeldecke unnachgiebig ist, fängt das Gehirn an, die in den Zellen befindlichen Fremdstoffe auszuscheiden, und zwar durch die Schleimhäute der Augen und der Nase, bei stärkerer Gehirnbelastung auch durch die Ohren (Tubenkatarrh, Mittelohrentzündung). Menschen, welche wenig Kopfbelastung haben, leiden überhaupt nicht an Schnupfen oder er tritt bei ihnen nur in allermildester Form auf. Bei sehr schwerer Kopfbelastung geht die Reaktion stürmisch vor sich, die Nase, die Mandeln, die Schleimhäute des Nasenrachenraumes sind überlastet mit Abfallstoffen und entzünden sich, wodurch die Schleimhaut anschwillt und nicht mehr die reichlich zuströmenden Massen vollständig ausscheiden kann. Die Stauung in den Schleimhäuten bewirkt aber auch eine Stauung im Gehirn, und weil die gelösten Fremdstoffe sauer reagieren, reizen sie die empfindlichen Meningen, die Hirnhäute. Das Gehirn schützt sich gegen die Säuren durch Ausschwitzung alkalischer Flüssigkeit, wodurch die Gewebe ödematös werden. Gleichzeitig ist auch die Körpertemperatur sehr hoch gestiegen, und wir haben das Bild einer Kopfgrippe. Wird diese durch allopathische Mittel zum Stehen gebracht, also das Fieber herabgedrückt, die Ausscheidung durch die natürlichen Ausgangswege gehemmt, so haben wir es mit den so sehr gefürchteten Späterscheinungen der Kopfgrippe zu tun, mit der chronischen Entzündung der Hirnhäute, welche meist jeder Behandlung trotzt.

Meine Behandlungsweise geht von dem Grundsatz aus, daß bei jeder krankhaften Reaktion die in Fluß gekommenen Fremdstoffe möglichst rasch von der erkrankten Stelle abgeleitet werden. Ist der Patient schon mit meiner Methode bekannt, so nimmt er bei beginnendem Schnupfen sofort einen Kaffeelöffel Glaubersalz zwecks Ableitung auf den Darm und macht ein Reibesitzbad beziehungsweise Rumpfreibebad. Sehr bald beginnt eine lebhafte Ausscheidung aus der Nase von meist wasserklarer Flüssigkeit, welche, je nach Stärke der Belastung des Kopfes, ein bis vier Stunden anhält und dann plötzlich aufhört, und damit ist die ganze Angelegenheit erledigt. Wenn bei starker Kopfbelastung Schnupfen mit Fieber, Gliederschmerzen, Abgeschlagenheit auftritt, macht er drei Sitzbäder am Tag und am Abend eine Schwitzprozedur und ist am nächsten Tag vollständig gesund. Es kostet ja in diesem Falle ein wenig Überwindung, sich in das kalte Wasser für zehn Minuten zu setzen oder ein Reibesitzbad von zwanzig Minuten zu nehmen, aber nur der erste Augenblick ruft einen Schauder hervor, mit jeder Minute fühlt sich der Kranke besser, und nach beendetem Bad fühlt er sich schon wie gesund, und nach drei Bädern ist er es schon. Es kommt überhaupt nie zu einer Kopfgrippe.

Kopfgrippe

Beginnt die Behandlung bei schon eingetretener Kopfgrippe, so ist sie dieselbe, nur müssen die Bäder je nach der Schwere des Falles alle zwei bis drei Stunden wiederholt werden. Bei schweren Gehirnentzündungen bekommt der Kranke sofort ein Cantharidenpflaster auf den Nacken. Sehr bald beginnt das Fieber zu fallen, das Sensorium wird zusehends freier, und meist ist die Gefahr schon am nächsten Tage vorüber, die Heilung geht rasch vor sich. In ganz schweren Fällen empfiehlt es sich, in der Pause zwischen zwei Bädern eine Schwitzpackung zu machen. Man packt den Kranken in einen Rumpfwickel, bei Kindern von den Achselhöhlen bis zu den Fußspitzen. Ein mit Zimmerwasser naß gemachtes Leintuch wird um den Leib gewickelt, darüber ein dickes Wolltuch stramm herumgelegt und festgemacht. An jede Körperseite und an die Füße kommt je eine in einen

Schwitzpackung

trockenen Lappen gewickelte Wärmflasche und darüber eine Wolldecke und eine Tuchent, über den Kopf ein Wolltuch. Wenn Schweiß eintritt, läßt man den Patienten 20 bis 30 Minuten schwitzen, wickelt ihn schnell aus der Packung und setzt ihn auf fünf Minuten in die Sitzwanne, wobei fünf Minuten mit dem Wasser über den Bauch gespült wird. Nachher wieder alle zwei bis drei Stunden ein Bad. Bei solch einer Behandlung weichen selbst die schwersten Intoxikationen in ein bis zwei Tagen.

Kinderlähmung

Die Poliomyelitis epidemica, die Kinderlähmung, entsteht offensichtlich auf dieselbe Art bei Kindern mit starker Belastung des Zentralnervensystems. In den wenigen Fällen, welche ich in früheren Jahren beobachten konnte, stammten die Kinder von Leuten, welche entweder an Migräne oder an Nervenzerrüttung und meist an chronischer Verstopfung litten. Ich verordnete in jedem Falle einen Einlauf und Glaubersalz, alle zwei Stunden ein Rumpfreibe- beziehungsweise Reibesitzbad, dazwischen Schwitzpackungen, und in jedem Falle ein Cantharidenpflaster auf den Nacken, wobei die Größe des Pflasters von drei mal drei bis vier mal drei Zentimeter, je nach dem Alter, wechselte. Zur Nacht einen Leibwickel, bei Temperatursteigerung immer wieder nach zwei Stunden ein Bad. Gewöhnlich war am dritten Tage bereits die Temperatur normal, nach einer Woche konnte das Kind aufstehen. Lähmungen traten in keinem der Fälle ein.

Wenn man Kinder sehr frühzeitig an drei tägliche Mahlzeiten gewöhnt und sie täglich ein Rumpfreibebad nehmen läßt, wird es überhaupt nicht zu Kinderlähmung kommen.

Gehirnentzündung

Dieselbe Behandlung wandte ich in vielen Fällen von Gehirnentzündung mit demselben Erfolg an. Ich muß hinzufügen, daß ich in mehreren Fällen außer der oben gemachten Behandlung auch homöopathische Mittel angewandt habe, besonders bei tuberkulöser Meningitis einmal mit einem eklatanten Erfolg. Vor 28 Jahren, als ich in Dresden die Naturheilsanatorien besuchte, wurde ich von einem bekannten Kollegen gebeten, ein Mädchen von acht Jahren zu untersuchen, bei welchem tuberkulöse Meningitis diagnostiziert und Eiteransammlung im Gehirn festgestellt worden war. Fieber 38 Grad, Nakkensteifigkeit, etwas getrübtes Sensorium, Kopfschmerz, Erbrechen, die Pupillen stark erweitert. Die Eltern hatten eine Operation kategorisch abgelehnt. Ich verordnete innerlich die Regensburger Iso-Komplexmittel und jede Stunde Einreibungen mit den flüssigen Iso-Mitteln am Hinterhaupt und an den Schläfen. Das war am Abend. Am nächsten Morgen begann plötzlich eine sehr starke Eiterabsonderung aus der Nase, aus dem Munde und aus der Augenschleimhaut, das Fieber fiel, die meningealen Erscheinungen verschwanden, und nach drei Tagen verließ das Kind das Bett.

Ein Kind von eineinhalb Jahren erkrankte plötzlich an schweren Krämpfen. Ich kam eine halbe Stunde nach Beginn der Krämpfe und fand das Kind in schwerem Coma, bewußtlos, die Augen nach oben verdreht, der Puls klein, jagend. Der Bauch war aufgetrieben, die Zunge dick belegt. Von Zeit zu Zeit lief ein klonischer Krampf durch den Körper. Ich ließ sofort trotz heftigen Sträubens der Mutter einen Einlauf machen, der einen sehr stinkenden, überaus reichlichen Stuhlgang zur Folge hatte. Auf Befragen erklärte die Mutter, daß das Kind trotz häufiger Mehlspeisen nur jeden zweiten Tag Stuhl gehabt hatte. Ich ließ ein Sitzbad mit Zimmerwasser fertigmachen und setzte das bewußtlose Kind hinein, obgleich die Mutter inständig bat, ich möge das Kind doch in Ruhe sterben lassen. Schon nach einigen Minuten wich der gespannte Ausdruck vom Gesicht, nach weiteren fünf bis sechs Minuten schlug es die Augen auf und blickte verständig um sich. Die Temperatur war von 39 auf 37 Grad gesunken. Am nächsten Tage traf ich den Knaben außer Bett an.

Mit Grauen dachte ich daran, wie ich früher in analogen Fällen Injektionen, beruhigende Klysmen und innerlich Sedativa verordnet hatte, und die Kinder trotz alledem lange krank waren und, weil gewöhnlich die Überfütterung nicht eingestellt wurde, immer wieder erkrankten.

Ich ging vom Schnupfen aus. Bei Kindern, welche beständig gefüttert werden, sieht man häufig gelben Schleim aus der Nase fließen, in Deutschland Brotschnupfen genannt, nach dem Butterbrot, welches die lieben unwissenden Mütter den Kindern zwischen den Mahlzeiten verabreichen. Wenn dieser Brotschnupfen monatelang anhält, bilden sich auf der Schleimhaut der Nase und an der Rückseite der Nasengänge, den Choanen, Wucherungen, Polypen, welche das Atmen behindern und dem nettesten Kindergesicht einen „dummerhaften" Ausdruck verleihen, weil das Kind, durch die Wucherungen behindert, nicht durch die Nase atmen kann und deswegen gezwungen ist, den Mund ständig offenzuhalten. Allmählich entwickelt

Nasennebenhöhlen- und Stirnhöhleneiterung

sich durch Stauung ein Katarrh der Kiefer- und Stirnhöhlen, welcher nicht selten zur Stinknase führt.

Stinknase

Nach Beseitigung der Ptose (Magenerweiterung) durch geregelte Mahlzeiten und bei zwei Reibesitz- oder Rumpfreibebädern täglich beginnt ein starker Reinigungsprozeß. Aus der Nase entleeren sich große Mengen grüngelblichen Schleims, welcher bei fortschreitender Behandlung bald heller und flüssiger wird, bis schließlich nur noch eine wasserklare Flüssigkeit entleert wird. In zwei bis drei Monaten sind die Wucherungen resorbiert, Polypen können unter Zuhilfenahme gewisser homöopathischer Mittel in zwei Monaten ausgestoßen werden. Gleichzeitig bemerkt man eine auffällige Besserung des Allgemeinbefindens, die Kinder werden viel frischer, aufgeweckter, sie lernen besser, Appetit und Gewicht nehmen zu. Es muß nur streng darauf geachtet werden, daß sie fortan nichts zwischen den Mahlzeiten essen, weder Obst noch Naschwerk. Auch die chronische Kieferhöhlen- und Stirnhöhlenentzündung heilt bei dieser Behandlung in vier bis sechs Monaten.

Polypen

Wenn die Eltern und auch die Ärzte bei jeder Schleimhautreizung, ob mit oder ohne Fieber, dem Kinde sofort einen Einlauf oder eine entsprechende Gabe Glauber- oder Karlsbader Salz geben und im Anschluß daran zwei bis drei Sitzbäder verabfolgen würden, hätten wir durch diese einfachen Maßnahmen eine stete Abnahme der Kinderkrankheiten. In Fällen von bedrohlicheren Erscheinungen verordnet der Arzt mitunter alle zwei Stunden ein Bad. Bei

Angina oder gar Diphteritis wird man gut tun, ein- bis zweimal eine Schwitzpackung einzuschieben.

Als ich in meiner Heimat bei Diphterie die Seruminjektionen aufgegeben hatte und die Behandlung nach Kuhne anwandte, hatte ich in mehreren Epidemien keinen Todesfall mehr zu verzeichnen.

Mittelohrentzündung

Auch bei Ohrenkrankheiten gilt dieselbe Therapie. Bei beginnender Mittelohrentzündung gebe ich sofort ein Cantharidenpflaster auf den Warzenfortsatz hinter dem Ohr, entleere den Darm und verordne ein Sitzbad, wonach der heftige Schmerz schon in einer halben Stunde vergeht, das Fieber schnell sinkt und das Kind, beziehungsweise der Patient am zweiten bis dritten Tag gesund ist. Seröses Exsudat der Paukenhöhle wird in ein bis zwei Tagen resorbiert und das Gehör wiederhergestellt. Ist es bereits zur Eiterbildung gekommen und das Trommelfell perforiert, so wird durch fortgesetzte Behandlung die Eiterung in kurzer Zeit zum Stillstand gebracht.

Ein junger Kollege, der gerade alle Prüfungen hinter sich hatte, kam voller Sorgen und erzählte, er habe mit drei Jahren, nach Scharlach, eine beiderseitige Mittelohrentzündung gehabt mit Perforation beider Trommelfelle. Durch dreißig Jahre hatte ein beständiger Eiterfluß stattgefunden, vor drei Jahren wurde das linke Ohr ausgeräumt wegen Polypen des Gehörganges und fast vollständiger Taubheit, und jetzt sei im rechten Ohr ein großer Polyp festgestellt worden, und die Fachärzte rieten ihm neuerlich zur Radikaloperation, um einem Durchbruch des Eiters in das Gehirn vorzubeugen. Er erklärte sich mit meiner Kur einverstanden und ging energisch an die Behandlung. Außer zwei Sitzbädern am Tage bekam er jeden Monat ein Cantharidenpflaster hinter das Ohr; zwecks Entfernung des Polypen bekam er fünfmal täglich drei Körnchen Gewebemittel 17 von den Iso-Komplexmitteln. Die Eiterausscheidung wurde ständig schwächer, der üble Geruch weniger penetrant. Nach drei Monaten fiel, wie ich es vorausgesagt hatte, der Polyp heraus, und einige Wochen später hörte die Eiterung auf. Das Ohr war trocken und das Gehör bedeutend besser. Jetzt arbeitet er als Assistent in einem Sanatorium im Schwarzwald und kann gut auskultieren. — Auch bei anderen chronischen Krankheiten des Mittelohres, sogar bei Otosklerose, hat die Behandlung gute Resultate gezeitigt — immer vorausgesetzt das Einhalten der drei Mahlzeiten und der Sitzbäder. Je älter die Krankheit, um so länger muß die Behandlung fortgesetzt werden.

Augenkrankheiten

Bei Augenkrankheiten habe ich dieselben Erfahrungen gemacht. Sie werden ausnahmslos durch schwere Kopfbelastung bedingt und stellen das Bestreben des Organismus dar, das Gehirn von den drückenden und reizenden sauren Stoffen, welche sich angesammelt haben, zu befreien. Die Art der Augenerkrankung ergibt sich aus der Lokalisation der Fremdstoffe und dem Wege, welchen sie beim Verlassen des Gehirns beziehungsweise der Hirnhäute nehmen. In jedem Falle setzt sofort eine ableitende Therapie ein, also Reinigung des Darmes durch Glaubersalz, zwei bis drei Reibesitzbäder beziehungsweise Rumpfreibebäder, bei starker Hitze Prießnitzumschläge. Bei Regenbogenhautentzündung (Iritis) sowie Hornhautentzündung (Keratitis) und beginnendem Glaukom (grüner Star) sofort ein Canthiaridenpflaster auf die entsprechende Schläfengegend und alle zwei Stunden ein ableitendes Bad. Meist sind in zwei bis drei Tagen alle drohenden Symptome verschwunden. Auch Bindehautentzündungen (Conjunctivitis) heilen sehr rasch, die chronische Blepharitis, eine Erkrankung der Augenliddrüsen, erfordert eine länger dauernde Behandlung, weil sie mit einer allgemeinen Drüsenerkrankung verbunden ist. Selbstverständlich müssen alle die genannten Leiden vom Arzt behandelt werden.

Vor ein paar Jahren konsultierte mich eine Frau von 42 Jahren. Im Jahre 1928 hatte sie einen Autounfall mit Schädelbruch und anderen Verletzungen erlitten, sonst keine Krankheiten gehabt. 1947 wurde sie von einem Facharzt auf Retinitis behandelt, er stellte eine ungünstige Prognose, weil das Leiden ja doch meist mit Erblindung endet. Darauf kam sie zu mir. Herz und Lungen waren gesund, der Magen stark erweitert, es bestand chronische Verstopfung. Als sie nach zwei Monaten wiederkam, berichtete sie, daß ihr Allgemeinbefinden sich wesentlich gebessert habe, sie hatte täglich Stuhlgang, sehr guten Appetit und Schlaf. Am Tage vorher war sie bei ihrem Facharzt gewesen, der über die Besserung ganz verblüfft gewesen war, denn die Sehschärfe war um 50 Prozent gestiegen. Durch Familienverhältnisse abgehalten, konnte sie erst nach sieben Monaten wieder zu mir kommen, sie hatte aber die Kur gewissenhaft fortgesetzt, und die Sehkraft war noch gestiegen. Jedenfalls war der Prozeß zum Stillstand gekommen.

Retinitis-Netzhautentzündung

Die Retinitis war wahrscheinlich hervorgerufen

worden durch die Ablagerung giftiger Stoffe aus dem Mastdarm infolge der chronischen Verstopfung. Durch die ableitenden Bäder und durch das Auflegen von Cantharidenpflaster auf den Nacken und auf die Schläfe wurde der Augennerv entlastet, die Fremdstoffe abgeleitet und der destruktive Prozeß beendet. Die Patientin kann schon wieder lesen und feine Handarbeiten machen.

Eine andere Patientin, 63 Jahre alt, litt seit neun Jahren an den Augen, war zweimal in der Augenklinik behandelt worden. Die klinische Diagnose lautete: Degeneration der Retinagefäße. Sie konnte sehr schlecht sehen, litt an chronischer Verstopfung, der Magen schwer erweitert, die Zunge rissig. Sie begann im März die Kur, im Oktober konstatierte ihr Augenarzt eine wunderbare Besserung der Augen, die er sich nicht erklären konnte. Im November konnte sie mit dem rechten Auge lesen, mit dem linken Auge ging es nicht so gut wegen beginnenden grauen Stares.

Epilepsie

Ich hatte schon seit längerer Zeit beobachtet, daß Epileptiker im Anfall häufig Schlingbewegungen machten, und wenn ich ihnen den Mund öffnete, regelmäßig ziemlich viel gelbliches Wasser herausfloß. Der Verwandte eines in einem epileptischen Anfall Gestorbenen erzählte mir, er sei bald nach dem Tod hinzugekommen und habe den Mund der Leiche geöffnet, wobei ungefähr ein Viertelliter gelben Wassers sich entleert hatte, woraus die Verwandten schlossen, daß er an der Flüssigkeit erstickt sei, was durch die Obduktion erwiesen wurde. Ich überlegte, daß diese große Menge Flüssigkeit doch nur aus dem Gehirn stammen konnte, daß offenbar der Körper allmählich im Gehirn Liquor cerebrospinalis ansammelt, um die Säuren und sauren Salze zu verdünnen, damit sie die Gehirnsubstanz nicht angreifen können. Allmählich wird dann der Druck zu stark oder der Liquor zu stark mit Säuren gesättigt, das Gehirn zieht sich stark zusammen, wodurch der Krampf entsteht und die Flüssigkeit ausgestoßen wird. Als ich so weit gefolgert hatte, wurde es mir auch klar, daß meine Methode auch in diesem Falle helfen könne. Ich fand in jedem einzelnen Fall, daß eine Ptose vorhanden war, mithin eine starke Übersäuerung des Körpers, die Pupillen zeigten deutlich Druckerscheinungen im Gehirn an, in der Mehrzahl der Fälle bestand chronische Stuhlverstopfung, die Iris zeigte zerstreute dunkle mißfarbige Schollen als Folge der Verstopfung. Der Erfolg rechtfertigte die Annahme. Bei Kindern und Erwachsenen, welche noch keine medikamentöse Behandlung erduldet hatten, hörten die Anfälle schon nach drei bis sechs Monaten gänzlich auf, wobei ich den Patienten stets empfahl, die Kur noch wenigstens zwei Jahre fortzusetzen und auch späterhin noch dasselbe Regime beizubehalten, um Rezidive zu vermeiden. Patienten, welche schon jahrelang mit den üblichen Betäubungsmitteln behandelt worden waren, reagierten am Beginn der Behandlung wohl noch ganz gut, nur dauerte es länger, bis die Anfälle aufhörten. Sie werden aber schnell leichter und treten in längeren Intervallen auf.

Ein Patient, 60 Jahre alt, litt seit dem 12. Lebensjahr in sehr großen Abständen an epileptischen Anfällen, zuweilen vergingen Jahre anfallsfrei. Der

Ernährungszustand war gut, die Verdauung träge, der Magen stark erweitert, Herztätigkeit normal. Er war viel mit Luminal behandelt worden. Vor Beginn der Kur (Patient war 59 Jahre alt) waren die Anfälle recht häufig aufgetreten. Er befolgte alle Verordnungen sehr gewissenhaft, und es trat seit dem Tage des Kurbeginns, dem 15. April 1949, überhaupt kein Anfall mehr auf. Im Jahre 1950 ließ er sich zu einer Jause verleiten, wo er reichlich weißes Gebäck zu sich nahm, und hatte am nächsten Tag einen schweren Anfall, weil durch das weiße Mehl große Mengen Säuren sich gebildet hatten und das Gehirn überschwemmten. Seit diesem Vorfall macht der Patient die Kur sorgfältig weiter und hat bis heute keinen Anfall mehr gehabt!

Fast ausnahmslos ließ es sich nachweisen, daß die Eltern der Epileptiker an starker Kopfbelastung litten. Schon längst war es der Wissenschaft bekannt, daß die Väter vieler Epileptiker Trinker waren. Fast bei allen Trinkern steigt das Blut zu Kopf, das Gesicht rötet sich unter dem Einfluß des Alkohols, das Gehirn füllt sich mehr als sonst mit Blut, mit dem Blut werden aber auch mehr Säuren und andere Abfallstoffe in das Gehirn gebracht und dort niedergeschlagen. Das Kind, welches im Alkoholrausch gezeugt wurde oder auch das Kind eines chronischen Trinkers bekommt außer der übrigen Erbmasse auch sehr viel Ablagerungen im Gehirn mit, wird dann durch Jahre falsch ernährt, ausnahmslos übernährt, und so kommt es zur Epilepsie. Und wird dann, wie es üblich ist, anstatt den Körper von Schlacken zu reinigen, durch die übliche Medikation das Gehirn nicht entlastet, sondern in seinen Funktionen gelähmt, der Patient gut genährt, das heißt möglichst oft gefüttert, die Verstopfung dadurch gesteigert und zwangsläufig das Gehirn noch mehr belastet, so ist der Weg zur Verblödung offen. Man denke nur an unsere überfüllten Nervenheilanstalten und die dort angewandten Methoden!

Ein Kind von zweieinhalb Jahren konnte nicht gehen, nur mit Mühe stehen, der Unterkiefer hing herab, die Zunge heraus, mit starkem Nystagmus (Schaukelbewegung der Iris) und durchaus blödem Gesichtsausdruck, brachte nur unzusammenhängende Laute hervor. Die Mutter war sehr verständig und führte mit Konsequenz die Kur durch. Nach zwei Jahren Behandlung mit richtiger Ernährung und Rumpfreibebädern war durch Bauchmassage die Ptose geschwunden, das Kind war körperlich normal entwickelt, der Nystagmus hatte aufgehört, das Kind konnte gut laufen und richtig sprechen. Jetzt kann das achtjährige Mädchen als normal angesehen werden, es lernt klavierspielen, lernt normal. Der Nystagmus tritt nur bei Aufregungen ganz leicht auf.

Ein Unglück für alle Schulkinder ist die Schulausspeisung, wie sie jetzt geübt wird. Die Absicht der Stifter dieser Ausspeisung ist gewiß gut, nur ist dabei gar nicht bedacht worden, daß ein Kindermagen nicht aus Blech gemacht, sondern ein wichtiges Organ ist, welches gesetzmäßig arbeitet. Der Magen kann nicht verdauen, solange er nicht genügend Magensaft gebildet hat für die nächste Mahlzeit. Für diese beiden Tätigkeiten benötigt er beim Säugling vier Stunden, bei Kindern von einem bis zehn Jahren viereinviertel bis viereinhalb Stunden. Die Schulkinder frühstücken meist um 7 oder 7.30 Uhr, um 11 Uhr erhalten sie die Schulausspeisung, um 12 oder 12.30 essen sie mit wenig Appetit das Mittagessen, um 16 Uhr eine Jause, um 18 bis 18.30 Uhr das Nachtmahl, um 20 Uhr gehen sie ins Bett. Bei solch einem Training würde ein Pferd bald spatlahm sein, aber man verlangt von einem zarten kindlichen Organismus, daß er solch eine Behandlung aushält.

Da der Magen ohne Magensaft nicht verdauen kann, andererseits dem Magen niemals so viel Zeit gegönnt wird, kräftigen Magensaft zu bilden, liegen ständig halbverdaute oder unverdaute Speisereste im Magen und gehen in Gärung über, welche Säuren bilden. Diese Säuren gelangen in den Kreislauf und werden im ganzen Körper abgelagert, bis eine allgemeine lokale Übersäuerung eintritt. Mit dem Grad der Übersäuerung sinkt die Widerstandskraft des Körpers und steigt die Anfälligkeit für Krankheiten. Geht man der Sache auf den Grund, so zeigt sich jedesmal, daß Rheumatiker, die Tuberkulösen, die an Kinderlähmung Erkrankten aus Familien stammen, in welchen keine Disziplin in der Ernährung herrschte, wo die Kinder zwischen den Hauptmahlzeiten Butterbrote, Äpfel, Naschwerk erhielten, auch in der Elektrischen noch irgend etwas zu kauen hatten. Die Mütter wetteifern untereinander, das dickste Baby präsentieren zu können, und ahnen nicht, wieviel Tränen und Herzeleid sie sich damit bereiten. Es gibt leider noch viele Ärzte, welche den Müttern raten, die Kinder recht oft und reichlich zu füttern.

Der Staat begünstigt diese Art Ausspeisung und

sorgt damit für das Heranwachsen einer schwächlichen, kränklichen Generation von Staatsbürgern.

Wieviel Segen könnte daraus erwachsen, wenn die gespendete Mahlzeit zur richtigen Zeit und in richtiger Zusammensetzung verabfolgt würde!

Ich danke noch eben meinem Lehrer in meiner Heimat dafür, daß in meiner Kindheit jeder Bub, der in der Schule mit einem Butterbrot, einer Semmel oder einem Apfel betroffen wurde, eine gediegene Tracht Prügel mit dem Rohrstock erhielt. Das Resultat war eine kräftige, widerstandsfähige Jugend ohne Krankheiten, mit gutem Gebiß, guten Augen — nur ein Schulkamerad von mir trug eine Brille.

Ähnlich wie bei Epilepsie ist die Behandlung bei allen anderen Leiden, welche durch Belastung des Gehirns und des Rückenmarks hervorgerufen werden. Ich führe hier einen Fall von Multipler Sklerose an: Multiple Sklerose

Frau S., 44 Jahre alt, kam 1943 in meine Behandlung, nachdem sie vorher vergeblich zweimal in Nervenkliniken auf Multiple Sklerose behandelt worden war. Sie konnte nicht allein gehen, wurde von zwei Personen gestützt, weil die Beine ganz kraftlos waren. Sie hatte viele Jahre an chronischer Verstopfung gelitten. Während der Behandlung hatte sie mehrfach starke Reaktionen, aber sie führte die Kur energisch fort, obwohl öfters scheinbare Rückschläge auftraten. Als ich 1947 anfing, sie zu baunscheidtieren und damit eine stärkere Ausscheidung hervorrief, ging es mit der Besserung rascher und sie konnte schon allein ohne Stock gehen. Sie nahm eine Stelle im Gesundheitsamt an und 1948 vertauschte sie auf eigenes Ansuchen diese Kanzleistelle mit einem Außendienst, wo sie oft Stiegen steigen und viel laufen muß. Sie setzt auch jetzt noch das Regime und die Bäder früh und abends fort. Ihre Spitalnachbarin, welche noch ein Jahr länger in der Klinik verblieben war und dann erst in meine Behandlung kam, konnte ich nicht mehr retten.

Die überwiegende Anzahl aller Patienten mit Kopfbelastung leidet an Kopfschmerzen, viele schon seit der Kindheit, an schwerer Nervosität, an Depressionszuständen, Schlaflosigkeit, an Neuralgien aller Art. Die meisten klagen über chronische Stuhlverstopfung. Bei all diesen Leidenden, die ohne Ausnahme schon alle möglichen Kuren durchgemacht hatten, hunderte Injektionen bekamen, Kopfwehtabletten und Schlafmittel ohne Zahl geschluckt hatten, trat in relativ kurzer Zeit eine bedeutende Besserung ein. Meist waren die Kopfschmerzen in sechs bis acht Wochen vollständig vergangen, nur bei Diätfehlern traten sie erneut auf (weißes Mehl, Zucker, Essen zur Unzeit); Nervosität, Schlaflosigkeit, Neuralgien verschwanden schon in kürzerer Zeit. Die Depressionen machten allmählich einer heiteren Gemütsstimmung Platz. Anstatt mit der crux medicorum hatte man es mit frohen, dankbaren Patienten zu tun.

Depressionen

Eine Frau von 63 Jahren leidet seit vielen Jahren an sehr schweren Nervenstörungen, Depressionen und Schlaflosigkeit. Gute Konstitution, aber sehr starke Ablagerungen im Gehirn, im Nacken und Rücken. Der Zustand war so schwer, daß man sie in eine Nervenheilanstalt schickte mit negativem Resultat. Auffallend war durch meine Behandlung die starke Reaktion der Kopforgane. In den Augenwinkeln schieden sich massenhaft Kristalle ab, unter den Augen bildeten sich große Säcke. Nach dieser starken und schmerzhaften Ausscheidung war das Gehirn sichtlich erleichtert, die Kopfschmerzen und Depressionen hörten auf, und der Gesichtsausdruck veränderte sich auffallend zu Frische und Jugendlichkeit. Sie wurde wieder vollständig arbeitsfähig.

Besonders eklatante Erfolge traten bei den alten Menschen auf, die über Gedächtnisschwäche, Benommenheit, Gehirnsklerose klagten. Schon nach zwei bis drei Monaten fühlten sie sich bedeutend besser, der Kopfdruck wurde leichter, das Gedächtnis besser, es entwickelte sich ein klares Fassungsvermögen, sie wurden tätig und bekamen neuen Lebensmut. Gleichzeitig heilten allmählich auch alte rheumatische und gichtische Beschwerden, so daß Personen von 60 bis 70 Jahren, welche seit Jahren nicht mehr arbeiten konnten, wieder vollständig arbeitsfähig wurden und aufhörten, ihren Angehörigen zur Last zu fallen.

Bei Erkrankungen der Mundschleimhaut genügt es, die Diät und den Stuhlgang zu regeln, ableitende Bäder und reichliche Rohkost zu verordnen, um in kurzer Zeit Heilung zu erzielen.

VII. Krankheiten der Brustorgane

Auch bei Erkrankungen der Brustorgane gelten dieselben Heilungsprinzipien, die Einheitlichkeit des Krankheitsgeschehens bedingt eine einheitliche Behandlung.

Vom zartesten Kindesalter bis zum Greisenalter treten Herzkrankheiten auf, welche mehr oder weniger quälende Erscheinungen hervorrufen. Abgesehen von den Fällen, wo Kinder herzkranker Eltern schon mit einem Herzfehler zur Welt kommen, stellen sich Herzfehler ein nach Scharlach, Diphterie, nach schwerer Angina, Gelenkrheumatismus, nach manchen septischen Prozessen.

Herzkrankheiten

Weitaus häufiger entstehen Herzkrankheiten infolge Übersäuerung des Blutes durch eine falsche Lebensweise, hauptsächlich durch falsche Ernährung. Jeder Arzt kennt die Fälle, wo ein bisher gesunder Mensch in den besten Jahren plötzlich fühlt, daß sein Herz nicht in Ordnung ist, sei es, daß er ohne ersichtlichen Grund Herzklopfen bekommt, selbst im Schlafe, oder er bemerkt unregelmäßigen Puls und dabei ein unangenehmes Gefühl in der Herzgegend, auch wohl Atemnot bei stärkerer Bewegung. Nachdem sich diese Erscheinungen einige Male wiederholt haben, ist der Patient überzeugt, daß sein Herz gelitten hat und geht zum Arzt. Nach eingehender Untersuchung entscheidet der Arzt, daß das Herz tatsächlich nicht in Ordnung ist und verordnet möglichst viel Ruhe, gute Ernährung und Digitalis- oder Strophantuspräparate, kombiniert mit einem Sedativum. Die krankhaften Erscheinungen verlieren sich bald, aber der Patient fühlt sich nicht ganz wohl, allmählich treten die Erscheinungen am Herzen wieder auf und erschrecken ihn. Er konsultiert eine Kapazität mit demselben Resultat. Das Elektrokardiogramm zeigt eine Myokardschädigung, der Patient muß noch mehr Ruhe halten und immer gut essen. Und er schluckt unentwegt alte und neue Herzmittel. Die Myokardschädigung wird schwerer, die Beschwerden werden stärker, der Patient wird zusehends schwächer, es stellen sich Anzeichen von Dekompensation des Herzens ein, Schwellungen an den Knöcheln, den Unterschenkeln, schließlich Aszites, Wasser im Bauch. Die Mittel werden verstärkt, der Patient wird zusehends schwächer, schließlich wird er ins Spital geschickt.

Solche Fälle sieht man täglich. Und es sterben unzählige Männer und Frauen, oft im besten Alter, an Herzkrankheiten. Man weiß nicht aus welcher Ursache.

Andererseits beobachte ich dieselben Fälle, aber von einem anderen Blickpunkt aus. Ich bemerke, daß Patienten, welche wegen rheumatischer Beschwerden oder anderer Übel zu mir kommen, meist durch Ptose an Verstopfung leiden, sie essen zu oft und zu eiweißreiche Nahrung, ihre Muskulatur ist schlaff, weil sie schon monate- beziehungsweise jahrelang zu körperlicher Schonung angehalten worden sind. Die Geistesverfassung ist trostlos, sehen sie doch beständig den Tod vor Augen. Appetit und Schlaf liegen danieder. Sie klagen über allgemeine Schwäche, Schmerzen in der Brust, Atemnot beim Stiegensteigen, zuweilen auch ohne Anstrengung. Der Puls ist meist schwach, oft arhythmisch, bei vorhandenen Klappenfehlern Geräusch, bei schweren

Klappenfehlern die Schleimhäute cyanotisch. Allgemein wird über schwere Nervosität geklagt, oft auch über Angina pectoris.

Ausnahmslos besteht eine starke Magenerweiterung, eine Ptose, dadurch meist eine chronische Verstopfung. Auf Befragen erfährt man, daß der Patient häufig zwischen den Mahlzeiten ißt, „um sich zu kräftigen", und möglichst eiweißreiche Kost!

Schon nach vierwöchiger Behandlung erlebe ich an solchen Patienten eine auffallende Besserung, meist fühlen sie sich „wie neugeboren". Die Nervosität hat stark abgenommen, die Herzbeschwerden haben aufgehört, Appetit und Schlaf lassen nichts zu wünschen übrig. Der Puls ist normal und kräftig, nicht beschleunigt, die Arhythmie vergangen, bei vorhandenen Klappenfehlern ist das Geräusch meist bedeutend schwächer geworden. Stiegensteigen und mäßige Anstrengung sind nicht mehr von Atemnot begleitet.

Und die Behandlung? Vor allem erkläre ich dem Patienten, daß das Herz ein Muskel ist und daß der Muskel um so kräftiger wird, je mehr man ihn betätigt, und daß er schwach wird, wenn man dauernd ruht. Natürlich warne ich vor Überanstrengung. Ich erkläre ihm noch, daß das Herzklopfen und der unregelmäßige Puls, überhaupt alle quälenden Erscheinungen dann auftreten, wenn mit dem Blute Säuren und giftig wirkende Stoffe durch das Herz strömen, daß das Herzübel hervorgerufen wurde durch die Magenerweiterung, welche Gärung und Säurebildung bedingt. Die Wahrheit dieses Satzes erkennt der Patient jedesmal, wenn er Diätfehler begangen hat.

Schon nach drei bis vier Monaten kann der Patient seinem Beruf nachgehen, manche schon nach drei bis vier Wochen, und aus hypochondrischen Schwächlingen werden vollwertige arbeitsfreudige Menschen. In jedem Falle verordne ich Regelung des Stuhlganges durch tägliche Einläufe mit Wasser von 35 Grad Celsius, bis spontan Stuhlgang erfolgt. Ich erkläre dem Patienten die Bedeutung des strengen Einhaltens der drei Mahlzeiten, verbiete den Genuß von weißem Mehl und scharfsauren Speisen, verlange sorgfältiges Kauen und Einspeicheln jedes festen Bissens und jeder Flüssigkeit. Fleisch gestatte ich ein- bis zweimal in der Woche, weißen Zucker nur, wenn er mit Obst oder Beeren gekocht ist, oder Rohzucker. Die Hauptnahrung besteht aus Vegetabilien. Ich empfehle Brei aus grobgemahlenem Gersten- oder Haferschrot, jegliches Gemüse und Hülsenfrüchte nur unpassiert, Milch anfangs nur als Sauermilch, erst später, wenn die Ptose beseitigt ist und der Magen wieder normal verdaut, auch süße Milch.

Herzmittel verbiete ich vollständig, höchstens verordne ich sehr nervösen Patienten für die erste Woche dreimal täglich je 20 Tropfen Baldrian. Bei plötzlich auftretender oder allmählich sich entwickelnder Herzschwäche hilft prompt das ungiftige Isomittel Fluid blau (20 Tropfen dreimal täglich). In jeder Woche nimmt der Patient einmal Glauber- oder Karlsbader Salz. Um die Magen- und Darmdrüsen zu unterstützen, gebe ich jedem Patienten in der Frühe und am Abend eine Tasse Kalmuswurzeltee.

Schon eine Woche nach Beginn dieser Behandlung fühlt sich der Patient wohler, Appetit und Schlaf bessern sich, die Herztätigkeit wird normaler, die Extrasystolen (Aussetzen des Herzschlages) werden seltener, die Atemnot geht zurück. Bei fortschreitender Besserung verschwinden alle Beschwerden, die meisten derartigen Patienten können nach sechs bis acht Monaten Wanderungen, ja selbst Hochgebirgstouren ausführen. Selbst bei nicht kompensierten Herzleiden gehen die Ödeme und die quälende Atemnot zurück, sobald der Gebrauch von Herzmitteln eingestellt worden ist. Wo keine Besserung mehr möglich ist, kann man durch diese Behandlung die letzten Lebenstage bedeutend erleichtern.

Kreislaufstörungen

Alle Kreislaufstörungen können geheilt werden, wenn man auf vernünftige Weise für Entschlackung des Körpers sorgt. Es liegt doch auf der Hand, daß durch täglich in den Kreislauf gebrachte Mengen von Gärungsprodukten, Säuren, das Blut und in erster Linie die feinsten Blutgefäße, die Kapillaren, leiden. Das Blut besitzt ja recht viele Puffersubstanzen, welche die Säuren auffangen und neutralisieren, aber wenn die Säurezufuhr täglich und durch lange Zeiträume erfolgt, werden die Puffersubstanzen allmählich geschwächt, die Harnsäure schlägt sich als eine kolloide (leimartige) schleimige Masse an den Kapillarwänden nieder und verstopft allmählich Teile des Kapillarnetzes. Sehr deutlich erkennt man diesen Vorgang an der Bildung von Frostbeulen an den Fingern und Zehen, an welchen die Entschlackung des Körpers verfolgt werden kann, wenn die Frostbeulen ohne lokale Behandlung verschwinden und nicht wiederkehren. Natürlich erfordert dieser Prozeß recht viel Zeit, denn es kann nicht viel Harnsäure auf einmal ausgeschieden werden, ohne den Organismus zu vergiften.

Das Kribbeln und Einschlafen der Finger und Hände, alle sogenannten Gefäßkrämpfe, werden letzten Endes durch Kapillarverstopfung hervorgerufen und können durch dieselbe Entschlackungskur geheilt werden. Ich habe mehrere Fälle von Claudicatio intermittens (Verstopfung der peripheren Arterien) vollständig heilen können. Inwieweit die Raynaudsche Krankheit beeinflußt werden kann, will ich noch nicht entscheiden. Ich habe eben eine Patientin in Behandlung, der Zustand hat sich im allgemeinen wohl schon stark gebessert, aber ich kann mir noch kein endgültiges Urteil erlauben. Es ist ja schlimm, daß die Kranken mit sogenannten unheilbaren Krankheiten meistens viele Monate in Kliniken behandelt werden, bevor sie in naturärztliche Behandlung kommen.

Bronchialasthma

Eine sehr häufige Erkrankung der Brustorgane ist das Bronchialasthma. Es ist darüber viel geschrieben worden, ganze Fabriken bestehen von der Herstellung von Asthmaheilmitteln. Ich habe gefunden, daß Bronchialasthma eine Magenkrankheit ist, und beweise meine Behauptung dadurch, daß alle Asthmakranken, welche die Kur nach meinen Anweisungen gemacht haben, dauernd gesund geworden sind.

Eine Frau von 61 Jahren, welche bereits 18 Jahre an Asthma gelitten und in diesem Zeitraum sehr viele Kuren durchgemacht hatte, ohne Heilung zu finden, verlor die Anfälle schon nach zwei Monaten, obgleich sie nebenher noch an starkem Emphysem litt. Ich konnte sie noch über drei Jahre beobachten, sie hatte kein Rezidiv und war überglücklich, ihren Beruf — sie war Schriftstellerin — wieder ungestört ausüben zu können.

In der ersten Zeit der Behandlung machte sie ein paarmal den Versuch, Gebäck aus weißem Mehl zu essen, was ich ihr streng verboten hatte. Jedesmal bekam sie am Tage darauf einen Asthmaanfall. Schon früher hatte ich bei Epileptikern dieselbe Beobachtung gemacht. Sobald sie mit weißem Mehl oder einer scharfsauren Speise den Magen übersäuert hatten, erfolgte ein Anfall.

Ich wurde zu einer Frau von 50 Jahren gerufen, welche seit 21 Jahren an Asthma gelitten und sich beständig behandeln ließ. Drei Monate vor meinem Besuch hatte sie sich in Spitalsbehandlung begeben. Nach zwei Monaten wurde sie in sehr desolatem Zustand entlassen. Nach über 100 Injektionen hatte sich starker Durchfall mit heftigen Leibschmerzen eingestellt. Ich fand sie im Bett, vollständig entkräftet, das Gesicht wachsgelb, schwer atmend, mit starkem Rasselgeräusch über beide Lungen, Puls 120, unregelmäßig, Temperatur zwischen 37,8 und 38,5 Grad, die Zunge dick belegt, der Bauch eingefallen, im Epigastrium und um den Nabel sehr druckempfindlich, der Magen um vier Querfinger erweitert.

Ich verordnete Prießnitzwickel um den Leib (mit kaltem Wasser) zur Nacht, am Tage drei Reibesitzbäder, strenge Einhaltung von drei Mahlzeiten, Enthaltung von weißem Mehl. Sofort eine Gabe Glaubersalz gegen den Durchfall, nach drei Tagen noch eine Gabe.

Nach zwei Wochen kam der Mann und berichtete,

daß der Durchfall und das Fieber schon nach einigen Tagen vergangen seien, der Atem sei bedeutend leichter, der quälende Husten fast ganz vergangen. Trotz der Schwäche — als ich sie besuchte, konnte sie kaum die Hand heben — hatte sie schon guten Appetit und aß alles, mit Ausnahme von weißem Mehl und Grieß.

Zwei Monate nach Beginn der Behandlung erschien sie plötzlich in meiner Ordination, frisch, mit guter Gesichtsfarbe, sie hatte tüchtig an Gewicht zugenommen, das Asthma war vollständig vergangen, sie fühlte sich gesund und war überglücklich. Der Arzt, der sie früher behandelt hatte, stand vor einem Wunder!

Bei Kindern verschwinden die Anfälle meist schon nach drei bis vier Wochen, denn der kindliche Organismus ist nicht so stark belastet wie der eines Erwachsenen und reagiert auch viel schneller und energischer.

Allerdings habe ich auch Fälle gehabt, wo die besorgte Mutter beim ersten Schnupfen die Kur abbrach, weil sie fürchtete, das Kind werde sich im kalten Wasser erkälten. Die Kinder selbst verhalten sich anders. Nachdem die erste Scheu überwunden ist, fühlen sie sich im Bade sehr wohl und wollen es meist länger ausdehnen.

Gerade bei Asthma, dieser so schmerzlichen Art, die Fremdstoffe aus dem Körper zu schaffen, kann der Patient immer wieder selbst verfolgen, wie er durch Diätfehler Rezidiven bekommt. Ich habe auch erlebt, daß Patienten bei der ersten durch die Kur hervorgerufenen schweren Reaktion wieder nach der Inhalation, nach Injektionen gegriffen haben und dadurch Ausscheidungsprodukte, die im Flusse waren, wieder tiefer in die Gewebe zurückdrängten.

Eine Sängerin von 30 Jahren erkrankte an einem Lungenspitzenkatarrh, in dessen Verlauf Asthmaanfälle auftraten. Seit der Kindheit war sie ohne Disziplin im Essen erzogen (schon der Vater hatte an Asthma gelitten), aber die oft entzündeten Mandeln wurden entfernt.

Bei Beginn der Behandlung wurde unter heftigen quälenden Hustenanfällen große Mengen von Schleimklumpen ausgestoßen. Die nachfolgende Untersuchung zeigte, daß zahlreiche Streuherde sich gereinigt hatten und das Infiltrat der Lungenspitze schnell zurückging. Durch die Reibesitzbäder, bei Einhaltung der Diät besserte sich der Zustand schnell. Sie kann nun selbst feststellen, daß nur bei Nichteinhaltung der Kur jedesmal Rezidive auftreten.

Der gewöhnliche Bronchialkatarrh tritt gewöhnlich nach einem Schnupfen auf, wenn nicht nur die Schleimhäute der Nase und des Nasenrachenraumes sezernieren, sondern der Reinigungsprozeß auch auf die Bronchialschleimhaut übergreift. Bei zwei bis drei Reibesitzbädern und — bei höherem Fieber — ein bis zwei Tage Brustwickeln hört der starke Husten bereits in zwei bis drei Tagen auf, wobei die Harnmenge steigt, weil der Körper die Fremdstoffe von den Schleimhäuten auf die Nieren ableitet. Die Temperatur sinkt entsprechend zur Norm.

Rippenfellentzündung

Bei einer beginnenden Rippenfellentzündung mit starkem Stechen in der Brust und erhöhter Temperatur wende ich einen Kneippguß mit promptem Erfolg an. Der Patient beugt sich mit entblößtem vorgebeugtem Oberkörper über die Badewanne oder über ein Schaff, ein offenes Gefäß. Ein Angehöriger stellt sich hinter ihn und gießt langsam den Inhalt einer vollen Gießkanne mit abgestandenem Wasser ohne Brause über den Nacken, die Schultern, den Rücken, so daß das Wasser vorne über die Brust rieselt. Das ganze dauert zirka eine Minute. Dann zieht der Patient sofort auf den nassen Körper — ohne sich abzutrocknen — das Nachthemd an, legt sich ins Bett und deckt sich gut zu. Gewöhnlich lassen die Stiche schon in der ersten Stunde nach. Der Patient schläft ruhig und steht am Morgen ohne Schmerzen bei Normaltemperatur auf.

Aber man kann auch anders verfahren: alle zwei bis drei Stunden ein Reibesitz- oder Rumpfreibebad; wenn auf irgendeiner Stelle der Brust oder des Rückens der Schmerz sehr heftig auftritt, legt man auf die betreffende Stelle ein Cantharidenpflaster. Der Schmerz hört sehr bald auf, die Temperatur geht zurück und der Krankheitsstoff ist entfernt.

Hat sich im Pleuraraum Exsudat gebildet, so ist das Baunscheidtverfahren am wirksamsten, aber auch ohne dieses, nur langsamer, geht das Exsudat durch die Bäder zurück. Bei eitrigem Exsudat, Empyem, wirkt das Baunscheidtieren direkt Wunder: der Eiter transfundiert auf die Oberhaut, die Temperatur sinkt rasch, meist ist der Patient in zwei Wochen wieder arbeitsfähig. Empyem

Tuberkulose. Meine Beobachtungen haben ergeben, daß Tuberkulose nur in einem stark versäuerten Körper entsteht, der den Nährboden für Tuberkulose den Tuberkelbazillus abgibt, und daß sie relativ leichter heilbar ist, wenn man den Organismus rasch und gründlich von den Säuren befreit.

Es ist auffallend, wie schnell bei dieser Krankheit ein Umschwung eintritt, sobald man die Diät regelt und die ableitenden Bäder eine Zeitlang fortsetzt. Am deutlichsten merkt man dies an den sogenannten Drüsenkindern, die beständig fiebern, sich leicht erkälten, bleich, nervös und appetitlos sind. Schon nach vier Wochen dieser Behandlung wird solch ein Kind mit vergrößerten Hilusdrüsen fieberfrei, hat guten Appetit und Schlaf, eine bedeutend bessere Gesichtsfarbe, Nervosität und Reizbarkeit sind verschwunden. Anstatt der früheren Erkältungsneigungen erträgt es ohne Schaden große Temperaturschwankungen. Junge Leute zwischen 17 und 25 Jahren mit multiplen Streuherden in einer oder beiden Lungenspitzen werden nach zwei- bis dreimonatiger Behandlung fieberfrei, entwickeln einen sehr guten Appetit, erholen sich zusehends, und nach vier bis sechs Monaten sind die Herde verheilt. Und das alles bei drei Mahlzeiten am Tage bei gewöhnlicher, hauptsächlich vegetarischer Kost.

Aus der Praxis der letzten Jahre führe ich einige markante Beispiele an:

Ein Patient von 49 Jahren, schwer tuberkulös, mit einer röntgenologisch festgestellten großen Kaverne im rechten Mittellappen, war im Spital als Todeskandidat bezeichnet worden. Über die ganze rechte Lunge Dämpfung, Pfeifen und feinblasiges Rasselgeräusch, rechts oben Bronchialatmen. Im linken Obergeschoß abgeschwächtes Atmen mit leichtem Rasselgeräusch, Puls 120. Temperatur zwischen 38 und 39 Grad, allgemeine große Schwäche, starke Abmagerung. Der Patient klagte über sehr starke Schmerzen in der rechten Brustseite.

Nach Auflegen eines Cantharidenpflasters auf die rechte obere Brusthälfte hörte der Schmerz um die Kaverne sofort auf, der Zustand wechselte viele Monate hindurch, aber es ging, obwohl er das Rauchen nicht aufgegeben hatte, stetig besser. Nach zweijähriger Behandlung zeigt das Röntgenbild eine Verheilung der Kaverne. Das subjektive Befinden ist gut, er arbeitet in seinem Beruf. Wenn er das Rauchen aufgegeben hätte, würde er schon lange gesund sein.

Ein Kollege brachte mir eine seiner Patientinnen, eine Sängerin von 34 Jahren. Sie hatte eine Kaverne im linken Oberlappen, sie hustete stark, mit gelbem Sputum, Temperaturen zwischen 38 und 39 Grad, ein Pneu konnte wegen Verwachsungen nicht angelegt werden. Über dem linken Spitzenfeld starkes Rasseln und Pfeifen, beträchtliche Dämpfung, auch hinten. Sie klagte über starken Schmerz in der Kaverne. Nach einem Cantharidenpflaster schwand der Schmerz, die Temperatur ging nach den Bädern bald zurück. Nach zwei Monaten war die Temperatur normal, das Geräusch über der Kaverne schwach, die Dämpfung ging zurück. Nach weiteren drei Monaten war die Kaverne verheilt, ein geringes Infiltrat war noch bemerkbar. Patientin fühlt sich vollständig gesund.

Ein Student von 21 Jahren kam nach Heilstättenbehandlung zu mir. Er hatte in der rechten Lungenspitze eine Kaverne gehabt, welche unter Pneu verheilt war. Eine Kaverne in der linken Lungenspitze war noch nicht verheilt. Er war stark abgemagert, litt an Nachtschweiß bei mäßigen Temperaturerhöhungen. Links war ein Infiltrat, abgeschwächtes Atmen und starkes Geräusch über der Kaverne. In der rechten Spitze geringe Dämpfung, reines, abgeschwächtes Atmen. Nach drei Monaten meiner Behandlung war die Kaverne verheilt, ebenso kleine Streuherde in der rechten Lunge. Ich riet ihm an, Landarbeit zu verrichten und täglich einen Dauerlauf zu machen. Nach weiteren drei Monaten war der Körperzustand so weit gebessert, daß er eine Bergtour auf den Dachstein machen konnte! Ich konnte ihn als „geheilt" aus der Behandlung entlassen.

St. Pl., eine Frau von 38 Jahren, hatte auch eine sechsmonatige Heilstättenbehandlung mit Mastkur hinter sich. Sie wog 85 Kilogramm, hatte in beiden Lungenspitzen offene Herde gehabt. Sie hustete stark. Über beiden Lungen Rasselgeräusch. Geringe Dämpfung. Rechte Lunge wenig verschieblich. Chronische Verstopfung. Nach zwei Monaten fühlte sie sich bedeutend besser, der Husten war viel schwächer, sie hatte täglichen Stuhlgang und machte die Kur sehr sorgfältig. Nach weiteren zwei Monaten waren in den Lungen keine pathologischen Veränderungen zu finden. Sie setzt die Behandlung fort, obgleich sie sich jetzt schon ganz gesund fühlt.

Seither habe ich an die 20 Fälle von Lungentuberkulose behandelt, die alle nach derselben Methode geheilt wurden. Wenn diese Behandlungsart Allgemeingut der Ärzte werden würde, könnte man diese furchtbare Geißel der Menschheit bald als überwunden betrachten.

Vor 40 Jahren trat ich eine Stelle als Stadt- und

Kreisarzt in einer kleinen nordischen Stadt an. Mein Vorgänger hatte dort 40 Jahre amtiert und erzählte mir gesprächsweise folgendes: Als er von 40 Jahren die Stelle angetreten hatte, war der Gesundheitszustand der Bevölkerung, sowohl in der Stadt wie auf dem Lande, ein so guter, daß er und ein paar andere Ärzte relativ wenig Arbeit hatten. Bald nach Beginn seiner Tätigkeit wurde die obligatorische Pockenschutzimpfung eingeführt. Nach einigen Jahren las er in der Zeitung, daß in der nahen Universitätsstadt zwei Tuberkulosekranke in der medizinischen Klinik aufgenommen wurden, es wäre eine Sensation für die Universität, weil bis dahin die Tuberkulose in der Universitätsklinik nur theoretisch behandelt worden war. Der Kollege reiste sofort dahin, um sich mit dieser Krankheit bekannt zu machen. Erst 16 Jahre später sah er den ersten Tuberkulosekranken in seinem Kreis, aber dann verbreitete sich die Seuche recht rasch. Als ich einige Jahre dort gearbeitet hatte, mußte ich feststellen, daß in diesem Kreise fast kein einziges Bauernhaus tuberkulosefrei war.

Aber die schweren Pockenepidemien, welche von Zeit zu Zeit das Land heimgesucht hatten, traten nicht mehr auf.

Im Laufe der Jahre fiel es mir auf, daß in Familien, wo mehrere Menschen tuberkulös waren, Pockennarbige sich bemerkenswert guter Gesundheit erfreuten. Aber erst viele Jahre später, als ich verschiedene Naturheilmethoden kennengelernt hatte, fiel es mir wie Schuppen von den Augen: Die Blattern hatten die Aufgabe gehabt, die Unreinigkeiten, welche allmählich die Menschenkörper anfüllten, mit

Gewalt durch die Oberhaut an die Oberfläche zu treiben und gleichzeitig durch das hohe Fieber den übrigen Unrat in den tieferen Geweben und Organen zu verbrennen, so daß der Körper nach dieser Generalreinigung jahrzehntelang ohne Krankheit funktionieren konnte. Offenbar hatte die massive Dosis der Schutzpockenlymphe die Hautnerven und -drüsen irgendwie in ihrer sekretorischen Fähigkeit geschwächt, die Fremdstoffe konnten nicht mehr durch die Haut ausgeschieden werden und fingen an, die inneren Organe zu zerstören. Daß diese Folgerung richtig ist, beweist die Praxis. Die Reibesitz- und Rumpfreibebäder regen das Zentralnervensystem zu erhöhter Tätigkeit an, auch die Hautnerven werden beeinflußt, die Fremdstoffe werden gelöst und durch die Nieren, die Schleimhäute und durch die Haut lebhaft ausgeschieden, der Krankheitsherd entlastet und der Heilung zugeführt. Allerdings müssen während der Behandlung alle Vorschriften, betreffend das Essen und die Bäder, peinlich genau befolgt werden.

Ich habe die Entwicklung des Kampfes gegen die Tuberkulose von der Entdeckung des Kochschen Bazillus an bis zum heutigen Tage verfolgen können, habe mit Alttuberkulin in höchsten Verdünnungen, mit Tuberkulin Denys gearbeitet und nie Heilungen erlebt. Zehntausende Ärzte arbeiten seit Jahrzehnten an diesem Problem und sind nicht um einen Schritt weitergekommen, weil sie von der falschen Annahme ausgingen, der Kochsche Bazillus sei der Erreger der Krankheit.

Die Naturheilmethode beweist es mit zwingender Logik, daß Jenners Pockenimpfung mit eine Ursache der ungeheuren Verbreitung der furchtbaren Seuche ist.

Die Blattern haben wir beseitigt und dafür die Tuberkulose eingetauscht, trotz all der vielen Heilanstalten und Fürsorgemaßnahmen.

Wenn der Kochsche Bazillus wirklich allein die Tuberkulose hervorrufen würde, müßte die Bevölkerung Europas, zumindest alles ärztliche Personal, längst ausgestorben sein. Es wird wohl so sein, daß einzelne Organe durch Mangel an wichtigen Nahrungsbestandteilen geschwächt werden und durch zu häufige Nahrungszufuhr bei säurebildender Nahrung der Organismus übersäuert wird. Ob dann durch Gärung gewisse Fermente entstehen, welche die Gewebe zerstören oder ob sie die Entstehung der Bazillen verursachen, kann ich nicht entscheiden, das muß die spätere Forschung feststellen. Ich kann nur sagen, daß jede Art von Tuberkulose heilbar ist, solange nicht lebenswichtige Organe zerstört sind. Am meisten Zeit zur Heilung erfordert die Hauttuberkulose.

Hautausscheidung

Daß die Haut unser größtes und wichtigstes Ausscheidungsorgan ist, habe ich an einem merkwürdigen Fall gesehen. Eine Landfrau, 42 Jahre alt, von kräftigem Körperbau und frischer Gesichtsfarbe, klagte über Schmerzen im ganzen Körper, furchtbare Müdigkeit, Schwäche bei der leichtesten Arbeit, sehr häufige quälende Depressionen, unruhigen Schlaf. Sie litt schon ein paar Jahre an diesen Zuständen und hatte nirgends Heilung gefunden. Sie habe immer häufiger Selbstmordgedanken gehabt, nur der Gedanke an ihre Kinder habe sie zurückgehalten.

Nachdem sie sechs Wochen die Kur durchgeführt hatte, kam sie wieder. Der Zustand hatte sich sehr wenig gebessert, nun war täglicher Stuhlgang eingetreten, und sie klagte, daß sie ganze Körperoberflächen schmerzen, als wenn sie Prügel bekommen hätte. Auf meine Frage, ob sie schwitzen könne, verneinte sie. Ich verordnete ihr ein homöopathisches Mittel, welches die Haut beeinflußt, und dreimal täglich ein Reibesitzbad. Unerwartet stellte sie sich nach drei Wochen freudestrahlend wieder vor: sie hatte sich am Abend furchtbar schlecht gefühlt und hatte sich nach dem letzten Sitzbad gleich ins Bett gelegt. Am Morgen wachte sie auf mit einem wunderbaren Gefühl der Erleichterung, der ganze Körper war leicht und frisch, alle früheren Beschwerden waren wie mit der Hand fortgenommen. Aber die Haut juckte stark, und im Spiegel sah sie, daß die Gesichts- und Körperhaut von einem weißlichen juckenden Ausschlag bedeckt war, welcher sich nachher als Psoriasis erwies, welche gleichfalls geheilt wurde.

Und es war wirklich erstaunlich, wie diese bisher durch ihr inneres Leiden gequälte und gedrückte Frau in ganz kurzer Zeit ein frischer, froher und gesunder Mensch wurde.

Es ist doch auffallend, daß in den nordischen Ländern Erkältungskrankheiten, Rheumatismus, Neuralgien bedeutend seltener beobachtet werden als in Mittel- und Südeuropa. Ich führe das auf folgende Tatsache zurück: Die Bewohner der nördlichen Länder haben die Gewohnheit, nicht mehr als dreimal täglich zu essen. Die Folge davon ist, daß dort schwerere Krankheiten der Verdauungsorgane bedeutend seltener vorkommen als in Mittel- und

Südeuropa, besonders Magen- und Zwölffingerdarmgeschwüre, auch Zahnfäule treten seltener auf.

In jedem Bauernhof gibt es eine S a u n a, ein Dampfbad, welches jeden Samstag von allen Familienmitgliedern benützt wird, so daß jede Woche einmal die Hauttätigkeit gründlich angeregt wird. Wert der Sauna

Auch bei uns macht der Saunagedanke Fortschritte, und es wäre sehr wünschenswert, wenn die Stadtgemeinden die Initiative in die Hand nähmen und der Bevölkerung gut eingerichtete Sauna zur Verfügung stellen würden.

Die Ernährung der Landbevölkerung bestand aus gesunden, ohne Kunstdünger erzeugten Getreide- und Gemüsearten, gesalzenem Fisch und wenig Fleisch. Der Zuckerverbrauch war gering. Infolge dieser Lebensweise wuchs eine kernige, gesunde Bevölkerung heran (kinderreich und langlebig), welche den Arzt meist nur bei Unglücksfällen beanspruchte.

Sobald die Schutzpockenimpfung zwangsmäßig die ganze Bevölkerung erfaßt hatte, wurde es anders. In überraschend kurzer Zeit breitete sich die Tuberkulose aus, alle möglichen Hautkrankheiten traten auf, Erkältungskrankheiten wurden häufig, ebenso abnorm schwere Entbindungen, allerlei Nervenkrankheiten und Geistesstörungen.

Die obengenannte Frau erzählte, sie sei ein sehr gesundes Kind gewesen, sie sei bald nach der Geburt und als Zehnjährige in der Schule gegen Pokken geimpft worden. Nach dieser zweiten Impfung sei sie ein halbes Jahr krank gewesen, alle Drüsen seien angeschwollen, sie habe lange gefiebert und sei sehr mager und schwach geworden. Nach dieser

Krankheit habe die Mutter sie häufig in die Sauna gebracht, aber sie habe nie mehr schwitzen können. — Nach ihrer Genesung konnte sie wieder schwitzen, die Haut funktionierte normal, und sie fühlte sich vollkommen gesund.

Ich bin überzeugt, daß die Tuberkulosebekämpfung ganz andere Erfolge aufweisen wird, wenn die Ärzteschaft sich erst einmal diese Gedankengänge zu eigen macht.

Gefahr der Schutzpockenimpfung

Der von naturheilärztlicher Seite verbreitete Gedanke, daß die Pockenschutzimpfung schädlich auf den Organismus wirke, beruht auf dem Gedanken, daß die massiven Dosen der Lymphe, welche einverleibt werden, möglicherweise das Hautnervensystem teilweise paralysieren, so daß man folgern kann, eine homöopathisch verdünnte Lymphe würde dieselbe Schutzwirkung entfalten, ohne schädlich zu wirken.

Vor allen Dingen muß die Schutzpockenimpfung abgeschafft werden, und die Regierung muß von Amts wegen aufklärende Broschüren in das Volk bringen, um die Menschen mit der richtigen Ernährung bekannt zu machen. Die Getreidemühlen müssen einer scharfen Kontrolle unterzogen, die Entfernung des Keimlings bei schwerer Strafe untersagt, das Getreide nur bis 98 Prozent ausgemahlen werden, damit im ganzen Staate alle Menschen die Möglichkeit haben, einwandfreies Vollkornbrot zu essen, welches alle Bestandteile des Kornes enthält. Bisher wird der Keimling, welcher viele Nährsalze und Vitamine und das schöne Getreideöl enthält, beim Mahlen entfernt, entspitzt und als Ölkuchen der Viehfütterung zugeführt, während die Menschen

Mangel leiden und die Mangelkrankheiten immer häufiger auftreten. Gerste und Hafer müssen zu grobem Schrot verarbeitet werden, sie liefern einen sehr nahrhaften, schmackhaften Brei. Buchweizen muß in größeren Mengen angebaut werden, er enthält wertvolle Stoffe zur Knochenneubildung, ebenso wie die Hirse zur Bildung der Haare und der Nägel. Um die Städte herum müssen große Strekken als Viehweiden und Gemüsegärten frei gemacht werden, damit die Bewohner mit einwandfreier Milch und biologisch gedüngtem Gemüse versorgt werden können. Große Obstbauanlagen müssen es ermöglichen, daß der Bevölkerung im Sommer wie im Winter genügend Obst und Nüsse zur Verfügung stehen.

Es ist eine Kulturschande, daß im 20. Jahrhundert die Menschheit noch nicht einmal so weit gekommen ist, sich einwandfreie Ernährungs- und Wohnverhältnisse schaffen zu können. Anstatt dessen sehen die Regierungen ruhig zu, wie die Bewohner an Krankheiten zugrunde gehen und entarten.

Blattern

Wenn die Schutzimpfung aufgehoben würde, könnten anfangs noch hie und da Pockenepidemien vorkommen, aber sie sind nicht zu fürchten. Ich habe mehrere Epidemien mitgemacht, und nur dann Todesfälle zu verzeichnen gehabt, wenn die Angehörigen die Weisungen nicht befolgten. Der Kranke wird in einem kühlen Zimmer gebettet, ein Fenster steht offen, damit er immer frische Luft atmet. Er bekommt dreimal am Tage ein Rumpfreibebad von zirka 14 Grad Celsius und, wenn sich nach dem Bade der Körper erwärmt hat, einen Leibwickel, welcher auch zur Nacht angelegt wird. Damit auf der

Gesichtshaut keine Narben zurückbleiben, bedeckt man das Gesicht mit einer Leinwandmaske, auf welche eine einhalb- bis einprozentige Salizylsalbe gestrichen ist. Die Salbe wird jeden Tag frisch aufgestrichen. Die Fenster sind mit rotem Stoff verhangen oder mit rotem Papier beklebt. Für täglichen Stuhlgang ist zu sorgen, als Getränk Zitronenwasser oder Wasser mit säuerlicher Marmelade. Bei sehr hohem Fieber wird der Leibwickel alle Stunden erneuert.

Zweckmäßig zieht man dem Patienten recht dicke Fäustlinge an die Hände und bindet sie oben zu, damit er nicht die stark juckenden Pusteln zerkratzen und dadurch Narbenbildung hervorrufen kann.

Bei solch einer Behandlung hört das Fieber bald auf, es kommt gar nicht zu Bewußtlosigkeit und Delirien, die quälenden Rückenschmerzen lassen nach. Gewöhnlich kann der Patient schon nach einer Woche das Bett verlassen.

Wenn die Lehre von der richtigen Ernährung einmal Allgemeingut geworden sein wird, wird es höchst selten zu einer Blatternepidemie kommen, die Tuberkulose wird aus der Leidensgeschichte der Menschheit ausgelöscht sein.

Die grundlegenden Arbeiten von Dr. Ponndorf, Professor Starlinger, Dozent Dr. W. Meyer, Dr. Spengler, Dr. Willy Bircher und anderer lassen immer deutlicher erkennen, daß den meisten leichten und schweren Krankheiten eine Veränderung im Blute durch das Tuberkelgift vorangegangen ist, am häufigsten in Gestalt der sogenannten lymphatischen Tuberkulose. Bei den meisten dieser Erkrankungen wurden nicht allein Tuberkelbazillen, sondern auch Streptokokken und Pneumokokken sowie andere Mikroben gefunden, es handelte sich um Mischinfektionen.

Ponndorf hatte durch langwierige Beobachtungen und Versuche festgestellt, daß Tuberkulin in hohen homöopathischen Verdünnungen in die leicht angekratzte Oberhaut eingerieben, eine örtliche Entzündung der Haut und der naheliegenden Lymphdrüsen hervorruft und die Bildung von Gegengiften gegen die Toxine der Tuberkelbazillen anregt. Bei nichttuberkulösen Personen trat diese Hautentzündung nicht auf. Er stellte zuletzt einen Ponndorf-Hautimpfstoff B unter dem Namen Rheumakutin her, welcher die Bildung von Gegengiften gegen die Toxine der Staphylokokken, Streptokokken, Pneumokokken, Influenzaerreger und Tuberkelbazillen anregt. Durch wiederholte Anwendung dieses Verfahrens wird der Körper immer stärker immunisiert, und es kann in leichten Erkrankungsfällen Heilung eintreten. Gleichzeitig verschwinden die rheumatischen Beschwerden, welche oft während des Verlaufes der lymphohämatogenen Phthisis den Krankheitszustand komplizieren. Ponndorf

Wenn man die Literatur über Tuberkulose aufmerksam durchgeht, fällt es einem auf, daß so ziemlich alle Krankheiten dem Tuberkelbazillus zur Last gelegt werden, ob er nun allein auftritt oder in Gesellschaft anderer Bakterien. Unwillkürlich denkt man bei solch einer Betrachtung an Dr. Haig, nach dessen Beobachtungen alle Krankheiten durch die Harnsäure entstehen, und an Louis Kuhne, welcher feststellte, daß der Körper eine Einheit darstellt, daß es nur eine Krankheitsursache gibt, es gibt auch nur e i n e Krankheit, die sich durch verschiedene Erscheinungen offenbart. Wenn das der Fall ist, so muß eben eine jede Krankheitserscheinung auf eine und dieselbe Weise zu heilen sein. Und das hat Kuhne als erster behauptet und durch seine Heilerfolge bewiesen.

Es ist, als ob ein böser Geist über den medizinischen Fakultäten aller Hochschulen walte, welcher die Sinne der Hochschullehrer so verwirren konnte, daß sie fasziniert auf die Erfolge der Bakteriologie schauten und darüber es verabsäumten, sich um die Errungenschaften Kuhnes und der anderen Naturheilärzte zu kümmern. Die Sentenz der Naturheilärzte bewahrheitet sich, daß durch die allopathische, das heißt die schulwissenschaftliche Behandlung eine jede leicht heilbare akute Krankheit in eine schwerer heilbare chronische Krankheit umgewandelt wird. Der Körper eines Kindes beispielsweise ist teils durch vererbte, teils durch falsche Ernährung erworbene Fremdstoffe belastet und reagiert darauf durch Schmerzen und Fieber. Das Fieber entsteht durch eine besondere Gärung, welche gewisse Fermente erzeugt, die auf die Fremdstoffe lösend wirken, damit sie als Schweiß und durch die Nieren ausgeschieden werden können. Der Allopath gibt sofort ein Mittel, welches auf gewisse Nervenzentren einwirkt und das Fieber in kürzester Zeit herunterdrückt. Also die zur Ausscheidung bestimmten Fremdstoffe bleiben stehen und setzen sich in den benachbarten Zellen fest. Wenn im Laufe der Zeit mehrere solche Reaktionen auf dieselbe Art zum Stillstand gebracht werden, so ist es doch klar, daß in diesem Bezirk eine starke Anhäufung von Fremdstoffen stattfindet, wodurch der Innendruck der Zellen erhöht wird, bis durch den steigenden Druck Hitze und eine örtliche Entzündung entsteht. Es bilden sich Entzündungen in den Gelenken. Es bilden sich aber durch dieselbe Ursache auch ebensolche krankhafte Veränderungen in den Muskeln, in den Drüsen, im Gehirn und Rückenmark. Bei Lungentuberkulose bildet sich der Primäraffekt in den Hilusdrüsen auf dieselbe Weise.

Das Heilprinzip des Naturheilverfahrens ist bei allen diesen Leiden immer dasselbe: von der erkrankten Stelle nach Möglichkeit die krankmachenden Stoffe abzuleiten und gleichzeitig alle Abwehrkräfte des Körpers zu stärkster Tätigkeit anzuregen. Um diese Forderung zu erfüllen, gibt es überhaupt kein besseres Mittel als die Kuhneschen Reibesitz- und Rumpfreibebäder. Man muß nur einmal gesehen haben, wie ein schwerkranker, fiebernder Patient schon während des ersten Bades und nachher sich gestärkt und erfrischt fühlt, wie er die Wiederholung des Bades nicht abwarten kann. Selbstverständlich muß man das erste Bad nicht gleich ganz kalt verabfolgen, man temperiert es je nach dem Alter und Kräftezustand auf 15 bis 20 Grad Celsius und geht bei jedem folgenden Bad um ein bis zwei Grad herunter.

VIII. Auch der Rheumatismus eigentlich eine Magenkrankheit

Der Rheumatismus ist wohl so ziemlich die verbreitetste Krankheit. Auch zur Erforschung der Entstehungsweise dieses Leidens sind in vielen Staaten Kommissionen von Ärzten eingesetzt, welche dauernd nach dem Erreger suchen, aber ihn nicht finden können, einfach weil keiner da ist.

Die meisten Naturheilärzte haben die Ursache des Rheumatismus schon längst entdeckt, und zwar als Folgezustand einer verkehrten Lebensweise, vor allem in zu häufiger und zu hastiger Nahrungsaufnahme. Deshalb haben die meisten Naturheilärzte die zu häufigen und üppigen Mahlzeiten verboten, Fastentage und Schwitzprozeduren empfohlen.

Die Ursache ist immer dieselbe: der gärende Mageninhalt produziert allerlei Säuren, welche in das Blut gebracht werden und sich in den Geweben und Organen als harnsaure und andere Salze niederschlagen. Allmählich entstehen dadurch Stauungen, am meisten an solchen Stellen, welche schwach durchblutet werden. Je stärker die Stauung ist, um so langsamer werden die Stoffwechselprodukte abgeführt, und es entwickelt sich Druck und dieser erzeugt Wärme. Wenn die stagnierenden Stoffwechselprodukte gar nicht mehr entfernt werden können, sterben viele Zellen ab, es entstehen Bakterien, um die toten oder absterbenden Zellen abzubauen und in Gestalt von Eiter aus dem Körper zu entfernen. Wenn es nicht zur Eiterbildung kommt, also wenn die Zufuhr von Stoffwechselprodukten und Salzen langsam vor sich geht, bilden sich in den Gelenken und Muskeln kleinere und größere Depots von sauren Salzen, welche allmählich an den betroffenen Stellen Schmerzen hervorrufen, besonders bei Eintritt kühlerer Witterung, welche die Gewebe zusammenzieht und Druck verursacht. Die winzigen Kristalle der Harnsäure besitzen scharfe Kanten, welche, wenn sie an einem Nerv entlang ziehen, einen starken Schmerz hervorrufen. Ebenso entsteht in den Gelenken Schmerz, wenn die Kristalle den Knorpel verletzen.

Alle Neuralgien in allen Teilen des Körpers entstehen auf diese Weise und vergehen nur dann dauernd, wenn man auf die früher beschriebene Weise die Salze auflöst und aus dem Körper entfernt. Aber in diesem Falle muß vorher die Ptose beseitigt und die richtige Diät durchgeführt werden.

Auch schon viele Jahre bestehende Arthritis und Muskelrheumatismus beseitigt man auf diese Weise, sogar recht starke Deformierungen; manchmal gehen selbst Ankylosen zurück. Tuberkulöse Gelenksentzündungen im Frühstadium heilen bei meiner Behandlungsweise in kurzer Zeit, aber auch bei veralteten Fällen werden die Sequester abgestoßen oder resorbiert, und es tritt Heilung ein.

Wenn der Arzt es sich zur Regel macht, bei jeder Mandelentzündung nicht zur Operation zu raten, sondern sofort zwei bis drei Reibesitzbäder beziehungsweise Rumpfreibebäder täglich mit entsprechender Diät zu verordnen, kommt es nicht zum Gelenkrheumatismus mit Endocarditis. Kommt ein Patient jedoch mit diesem Leiden in meine Behandlung, so ist der Verlauf der Krankheit viel milder und auch kürzer als bei gewöhnlicher Behandlung.

N. N. hatte seit ihrer Jugend, die sie in einem Institut verbrachte, wo sie fünf Mahlzeiten täglich einnehmen mußte, schwere Verdauungsstörungen. Sie hatte über das ganze Gesicht entstellende Wimmerln (Akne), litt häufig an Angina. Mit 30 Jahren kam sie nach Holland und machte die dort üblichen neun täglichen Mahlzeiten mit. Bereits nach zwei Monaten erkrankte sie dort an schwerer Purpura rheumatica und war damit über ein volles Jahr beinahe bewegungslos bettlägerig, davon über sechs Monate in einem Wiener Spital. Hier wurden ihr die Mandeln operiert und einige Zähne entfernt. Durch den inzwischen chronisch gewordenen Rheumatismus und eine dadurch bedingte Herzkrankheit (Endocarditis) führte sie ein sieches Leben, zumal sie nach vier Jahren zu ihrem rheumatischen Leiden schwere Nierenkoliken mit Abgang von scharfkantigen Oxalsteinen bekam, welche Morphiuminjektionen notwendig machten. Sie mußte fünfmal mit dem Krankentransport ins Spital gebracht werden. — Sie wohnte im Sommer am Ufer eines Sees, durfte nie ins kalte Wasser und trug nach Verordnung der Ärzte auch im Sommer Wollbinden um die Kniegelenke und um die Nierengegend. — Sie machte durch viele Jahre kostspielige Kuren mit: zweimal Baden bei Wien, viermal Gastein, viermal Karlsbad, Zeileis. Nach einer Kur in Lindewiese war sie trotzdem wie alle vorhergehenden zwölf Jahre im Winter drei bis vier Monate bettlägerig und hatte wieder schwere Nierenkoliken. Die zweite Lindewiesekur mußte sie auf Anordnung des Anstaltsarztes schon in der ersten Woche abbrechen, weil ihr Zustand als „lebensgefährlich“ bezeichnet wurde. In diesem Stadium kam sie in meine Behandlung. Ich leitete sofort außer gegen die bereits konstatierten Krankheiten noch eine Behandlung gegen die schlechte Drüsentätigkeit und gegen einen Blähhals ein. Sie galt ihrer Umgebung sehr bald als ein „Wunder der Heilung". Sie hatte nie mehr Nierenkoliken, konnte auch bei kalter Witterung schwimmen gehen, erlernte noch in späten Jahren radfahren und schifahren und war — abgesehen von einigen Unfällen — nie mehr längere Zeit bettlägerig. Sie ist heute mit ihren 60 Jahren noch eine begeisterte Sportlerin.

Bei allen Formen von S e p s i s (Blutvergiftung) tritt schon nach den ersten Bädern eine bedeutende Erleichterung mit Fieberabfall ein. Der Schüttelfrost vergeht sehr rasch, es folgt bald Entfieberung, ohne große Schwäche zu hinterlassen. Man verordnet anfangs bei hohem Fieber alle zwei bis drei Stunden ein Sitzbad, später zwei- bis dreimal täglich. **Sepsis**

Die W u r m k r a n k h e i t e n entstehen nur bei denjenigen Menschen, welche durch falsche Ernährung und schlechte Eßgewohnheiten im Magen dauernd Säuren erzeugen; diese Säuren verändern den Chemismus der Darmschleimhaut und erzeugen einen chronisch-katarrhalischen Zustand. Auf dieser veränderten Schleimhaut schmarotzen die Askariden (Spülwürmer) und Oxyuren (Madenwürmer). Alle sogenannten Wurmkuren bleiben wirkungslos, solange nicht die Alkaleszenz der Darmschleimhaut durch Heilung der Ptose bei richtiger Ernährung wiederhergestellt ist.

IX. Infektionskrankheiten

Dieselbe Erscheinung zeigt sich bei allen Infektionskrankheiten. Eine bedeutende Herabsetzung der Krankheitsdauer, schnelle Milderung der Schmerzen und Beschwerden, kurze Rekonvaleszenz. Während der Krankheit wird der Körper durch die Bäder so gründlich von Säuren und Fremdstoffen gereinigt, daß nach Beseitigung sofort volles Wohlbefinden eintritt.

Typhus

In einer mittelgroßen Stadt entstand in einer Straße eine Epidemie von Unterleibstyphus. In jedem Hause waren Typhuskranke, viele wurden ins Spital gebracht. Ich wurde zu einer dreiköpfigen Familie gerufen, die Frau, zirka dreißig Jahre alt, war erkrankt, einige Tage später das Kind, ein Mädchen von zehn Jahren. Der Mann pflegte sie aufopfernd, richtete ihnen die Sitzbäder. Das Kind war in einer Woche fieberfrei, die Frau fühlte sich am sechsten Tage ganz gut, beging aber einen schweren Diätfehler und bekam einen Rückfall. Nun erkrankte aber auch der Mann. Da er meine Methode bereits kannte und volles Vertrauen zu ihr hatte, begann er sofort mit den Rumpfreibebädern alle drei Stunden und betreute dabei doch noch die kranke Frau, deren Genesung durch das Rezidiv sich um eine Woche verzögerte. Nach sechs Tagen war er fieberfrei, am neunten oder zehnten Tage ging er wieder in den Dienst bei ausgezeichnetem Wohlbefinden. Von den in das Krankenhaus geschafften Patienten war keiner vor vier Wochen fieberfrei, die meisten lagen bis zu zwei Monaten im Spital.

Es ist wahrscheinlich, daß in diesem Falle auch

die homöopathischen Komplexmittel aus dem Iso-Werk in Regensburg zur Abkürzung des Krankheitsprozesses beigetragen haben. Die Behandlung begann auch hier, wie fast in allen Krankheitsfällen, mit einer Glaubersalzgabe. Alle drei Patienten nahmen vier Rumpfreibebäder täglich und Bolus-alba-Aufschwemmung jede Stunde, zur Nacht einen kalten Leibwickel mit Wollbedeckung.

Infektionskrankheiten der Kinder

Die so gefürchteten I n f e k t i o n s k r a n k h e i t e n d e r K i n d e r verlieren durch meine Behandlung vollständig ihre Schrecken. Schon früher habe ich beschrieben, wie ich Diphterie behandelte. In meiner Heimat gab es noch kein Gesetz, welches den Arzt verpflichtet, diese Krankheit nur mit Serum zu behandeln. Und weil ich überzeugt bin, daß das Serum schädlich wirkt, habe ich dort seit dreißig Jahren jeden Diphteriefall auf die naturheilerische Art kuriert. Die Diphterie entsteht nur bei Kindern mit sehr schwerer Belastung, daher entwickeln sich Bakterien rasch in ungeheuren Mengen, wahrscheinlich um das zerstörende Gift nicht so stark auf die Schleimhäute wirken zu lassen. Man sieht ja in schweren Fällen sehr bald nekrotische Stellen auf der Schleimhaut. Das Serum tötet große Mengen von Bazillen ab, aber die so getöteten Bazillenkörper mit dem artfremden Pferdeblut, auf welchem die Bazillen gezüchtet werden, bleiben als Fremdkörper im Blute des Patienten und wirken dort als Gifte. Außerdem fällt der Umstand ins Gewicht, daß der Körper, wie immer bei fieberhaften Krankheiten, eine Menge Fremdstoffe ausscheiden will. Diese Ausscheidungstätigkeit wird plötzlich zum Stillstand gezwungen, das Fieber sofort unterdrückt und die Fremdstoffe in die Körpergewebe zurückgedrängt. Diese zurückgedrängten Fremdkörper können durch Fermentierung so giftig werden, daß sie, in den Blutkreislauf gebracht, Herzlähmung hervorrufen. Ich erlebte einen Fall von Diphterie mittleren Grades bei einem 16jährigen Mädchen, wo nach Seruminjektionen sehr schnell Entfieberung eintrat. Nach acht Tagen verließ sie anscheinend gesund das Bett, am zehnten Tage, während sie sich wusch, fiel sie plötzlich tot um. Nach diesem Vorfall habe ich nie mehr Serum injiziert, sondern immer die früher beschriebene Methode angewandt, mit Schwitzpackungen und Sitzbädern, und dabei keinen Todesfall zu verzeichnen gehabt. Diese Methode ist von der medizinischen Wissenschaft nicht anerkannt, aber sie rettet jedem erkrankten Kinde unfehlbar das Leben und verdient daher die höchste Beachtung.

Scharlach

Wie viele Kinder sterben nicht jedes Jahr an Scharlach! Wie viele behalten für das ganze Leben eine chronische eitrige Mittelohrentzündung, Nieren- und Herzleiden! Sie werden so gut wie gar nicht behandelt, denn seit dem Mittelalter herrscht in der Medizin der Aberglaube, daß Ausschlagkrankheiten kein kaltes Wasser vertragen. Man hält die hochfiebernden Kinder möglichst warm, meist in ungelüfteten Räumen, verordnet höchstens für die stark geschwollenen Mandeln Pinselungen und ein Gurgelwasser, bei Schmerzen im Ohr wartet man die Eiterbildung ab und durchbohrt dann das Trommelfell, um dem Eiter einen Ausgang zu verschaffen. Sehr häufig hinterbleibt dann für das ganze Leben herabgemindertes Gehör oder vollständige Taubheit. Bei den häufigen Komplikationen, welche bei der üblichen abwartenden Therapie in der Regel auftreten, wie septische Angina, Streptokokkeninvasion mit Endocarditis, nach Ablauf der akuten Erscheinungen langwierige Glomerulonephritis, wird dieselbe abwartende Therapie durchgeführt mit zuweilen sehr traurigem Ausgang.

Meine Therapie ist anders. Die roten Flecke auf der Haut zeigen deutlich genug an, daß die Fremdstoffe im Körper in Fluß gekommen sind, daß sie sowohl durch die Mandeln als auch durch die Schleimhäute und die Oberhaut hinauswollen. Die große Hitze im Körper, die Benommenheit des Kindes zeigen, daß die Fremdstoffe durch Fermentation sehr giftig geworden sind, weshalb der Körper genötigt ist, sie möglichst schnell hinauszuschaffen, bevor sie Unheil anrichten können.

Ich gebe dem Kinde sofort, je nach dem Alter, einen viertel bis halben Kaffeelöffel gelöstes Glaubersalz und setze es in die Sitzwanne mit abgestandenem Wasser. Wenn eine Sitzwanne oder Kinderwanne nicht zu beschaffen ist, macht man ein Reibesitzbad. Das Rumpfreibebad zehn, das Reibesitzbad zwanzig Minuten. Beim Rumpfreibebad kann der Oberkörper bedeckt sein, ebenso die Beine. Beim Reibesitzbad der ganze Körper. Nach dem Bad macht man gegen die Halsschmerzen einen Prießnitzumschlag auf den Hals und wechselt den Umschlag alle zwei Stunden. Je nach der Temperatur wiederholt man die Bäder nach zwei bis drei Stunden. Nach jedem Bad wird das Kind munterer und hört auf zu klagen. Die Halsschmerzen hören bald auf, der Belag an den Mandeln nimmt ab. Am nächsten Tage ist die Temperatur gewöhnlich um ein bis eineinhalb Grad gesunken, und am dritten Tage ist meist die Hautröte verschwunden, die Temperatur kaum noch erhöht. Das Kind ist munter, hat guten Appetit und befindet sich augenscheinlich auf dem Weg der Rekonvaleszenz. Außer einer leichten Nierenreizung, welche bei dieser Behandlung bald heilt, treten gewöhnlich keine Nachkrankheiten auf. Wenn die Behandlung an einem späteren Zeitpunkt, am zweiten oder dritten Krankheitstage, begann, dauerte sie entsprechend länger. In jedem Falle werden die Krankheitsstoffe auf dem kürzesten Wege hinausgeschafft, und die Gefahr schwindet.

Da die Behandlung dieselbe bleibt, hat es auch keine Gefahr, wenn nicht gleich bei Ausbruch der Krankheit eine genaue Differentialdiagnose gestellt werden konnte. In beiden Fällen wird gleich von Anfang an dafür gesorgt, daß die Körpertemperatur nicht allzu hoch werden kann und daß die Vergiftungserscheinungen schnell zurückgehen. In vielen Fällen empfiehlt es sich auch, am Beginn der Krankheit eine Schwitzpackung zu verordnen, dazu täglich ein Rumpfreibe- beziehungsweise Reibesitzbad.

Lungenentzündung

Bei Lungenentzündung ist die Behandlung im wesentlichen dieselbe. Bei sehr hohen Temperaturen und Stichen in der Lunge alle zwei bis drei Stunden ein Sitzbad, nach dem Bad einen Rumpfwickel von abgestandenem kaltem Wasser mit Bedeckung von Wollstoff (Schafwolle). Am Abend des ersten oder zweiten Krankheitstages macht man eine Schwitzpackung. In jedem Falle gleich im Anfang der Behandlung einen Einlauf und Glauber- beziehungsweise Karlsbader Salz. Ich habe häufig Fälle beobachtet, wo bei solcher Behandlung schon am dritten bis vierten Tage die Temperatur kritisch abfiel, gewöhnlich mit Schweißausbruch, und das Kind schon am siebenten Tage aufstehen konnte. Wichtig ist bei Kindern sowie bei Erwachsenen, eine absolute Trockendiät einzuhalten.

Rippenfellentzündung

Bei trockener Rippenfellentzündung genügten vier Sitzbäder am Tage und einige Rumpfwickel, um in drei bis vier Tagen Heilung zu erzielen. Bei exsudativer Rippenfellentzündung verschwand das Exsudat nach Applikation eines Cantharidenpflasters auf die Stelle, wo das Exsudat die stärkste Dämpfung zeigte, und bei vier täglichen Sitzbädern im Verlaufe von acht bis zehn Tagen.

Ich möchte an dieser Stelle noch einmal daran erinnern, daß die Kranken sowohl während der Krankheit als auch nach derselben nur dreimal am Tage zu essen bekommen, und zwar gewöhnliche Kost mit Schwarzbrot, Gemüse und Obst, zwischen den Mahlzeiten nichts außer reinem Wasser. Keinerlei Näschereien, keine Fruchtwässer usw.; vor allem kein weißes Mehl. Immer werde für reichlichen täglichen Stuhlgang gesorgt, auch an solchen Tagen, wo keine Mahlzeit eingenommen wird.

Ruhr

Die gewöhnliche Ruhr tritt in unseren Breiten häufig im Sommer epidemisch auf, daher ist es zu verwundern, daß noch kein Heilmittel dagegen gefunden wurde. Nach meiner Methode ist die Bekämpfung der Ruhr kein Problem mehr. Ich habe mehrere Ruhrepidemien mitgemacht und die frischen Fälle ohne Ausnahme immer binnen drei Tagen heilen können. Mit der Amöbenruhr dauert die

Behandlung länger, aber meist nicht mehr als eine Woche.

Bei den ersten Anzeichen der Krankheit bekommt der Patient einen gestrichenen Kaffeelöffel pulverisiertes, reines Glaubersalz. Hat er bereits Fieber und Bauchschmerzen, so muß er sich zu Bett legen mit einem Prießnitzumschlag (mit kaltem Wasser und einem schafwollenen Tuch darüber) um den Leib. Der Wickel wird tagsüber alle zwei Stunden gewechselt, am Abend noch ein Wickel zur Nacht aufgelegt. In ein Glas Wasser schüttet man zirka 30 Gramm Bolus alba (in jeder Apotheke erhältlich) und veranlaßt den Patienten, jede Stunde einen kleinen Schluck zu trinken, nachdem er mit einem Löffel im Glase umgerührt hat, weil das Pulver sich im Wasser nicht löst. Denselben Dienst leistet auch Justs Heilerde Luvos, alle Stunden einen halben Kaffeelöffel trocken in den Mund genommen, mit Wasser nachgespült. Dreimal am Tage ein Rumpfreibebad von zehn Minuten Dauer oder ein Reibesitzbad von zwanzig Minuten.

Den ganzen ersten Tag bekommen die Patienten kein Essen, sondern nur ungezuckerten chinesischen Tee, Pfefferminz- oder Kalmuswurzeltee. Vom zweiten Tag an Gemüsesuppen, Haferflocken, Kompott, vom dritten Tage gewöhnliche, nicht sehr fette Kost, Schwarzbrot, erst nach einer Woche ist Fleisch möglich. Die meisten Patienten sind schon nach zwei bis drei Tagen arbeitsfähig.

Kommt ein alter Fall in Behandlung, so gibt man auch zuerst Glaubersalz, jeden Tag einen Wasser-Einlauf von 20 bis 22 Grad Celsius, bei Schmerzen Leibwickel drei- bis viermal täglich und Bolus alba oder Heilerde wie oben beschrieben. Wenn nach der Heilung Darmschwäche mit Verstopfung eintreten sollte, verordnet man leichte Bauchmassage und zwei Rumpf- beziehungsweise Reibesitzbäder täglich. Jeden Tag einen Einlauf von 35 Grad Celsius, bis sich normaler Stuhlgang eingestellt hat.

Auf diese Art kann man wahrscheinlich auch die meisten hier nichtgenannten Infektionskrankheiten heilen, immer nur ableiten, kühlen, die Verdauung bessern. Der Körper verfügt über sehr viele Abwehrkräfte, man muß ihn nur nicht in seiner Tätigkeit stören. Die Naturheilbehandlung, speziell meine Methode, versucht in jedem Krankheitsfalle die Ausscheidung zu erleichtern, das Blut nach Möglichkeit von den Giften und Säuren zu reinigen und die Körperkraft zu heben, dann macht der Körper alles übrige allein.

X. Chronische Erkrankungen

Verkalkung

Auffallend ist die Besserung bei der Behandlung chronischer Krankheiten. Die so verbreitete und gefürchtete Verkalkung der Arterien, Arteriosklerose, bei älteren Personen, welche so viele Menschen arbeitsunfähig macht, läßt sich weitgehend durch meine Behandlung erleichtern, beziehungsweise heilen. Sie entsteht ja nur durch starke Verschmutzung des Gehirns, wodurch nicht nur die Gehirnzellen, sondern auch die Kapillaren verschlammen und an vielen Stellen Stauungen hervorrufen. Durch den allseitig erhöhten Druck werden auch die größeren Gefäße in ihren Funktionen gehemmt und ihre Wandungen entarten so weit, daß sie dem erhöhten Blutdruck nicht mehr standhalten und bersten.

Frische Gehirnblutung

Wenn der Arzt bei einer frischen Gehirnblutung sofort einen reichlichen Aderlaß bis zu 500 Kubikzentimeter vornimmt, auf den Nacken ein Cantharidenpflaster legt, einen Einlauf machen läßt, hört die Blutung auf, die Benommenheit läßt bald nach. Vom dritten bis vierten Tage an bekommt der Patient täglich ein ableitendes Bad, nach acht Tagen zweimal täglich. Gewöhnlich kann er bald aufstehen und die Lähmungserscheinungen gehen meist rasch zurück.

Aber auch bei veralteten Fällen, wenn nach dem Schlaganfall kein Aderlaß gemacht worden war, wenn schwere Lähmungserscheinungen vorliegen, das Sensorium getrübt, das Gedächtnis bedeutend geschwächt ist, kann man oft sehr gute Resultate erzielen: alle drei Wochen ein Cantharidenpflaster auf den Nacken, täglich zwei Sitzbäder, Regelung der Verdauung durch täglichen Einlauf; nur keine Abführmittel! Es ist zum Verwundern, in wie kurzer Zeit bei alten Leuten, von denen man mit Recht sagen konnte, daß sie verkalkt sind, der Zustand sich ändert. Nach einigen Monaten Behandlung leben sie sichtlich auf, sind voller Teilnahme und Interesse an ihrer Umgebung, das Aussehen wird frischer, es stellt sich Arbeitslust ein, das Gedächtnis bessert sich, kurz — sie verjüngen sich.

Ich bin überzeugt, daß sehr viele Fälle von Irrsinn, Verblödung, Schwachsinn, welche gegenwärtig die Irrenanstalten bevölkern, geheilt werden könnten, wenn man sich ihrer mit meiner Methode annehmen wollte. In den meisten Fällen handelt es sich ja doch nur um Stauungen in diesem oder jenem Gehirnabschnitt, hervorgerufen durch Anhäufung von Fremdstoffen. Schon die Beschränkung auf drei Mahlzeiten bei Regelung der Verdauung würde Wunder wirken. Es ist doch grotesk, daß im 20. Jahrhundert in allen Krankenhäusern täglich fünf Mahlzeiten verabfolgt werden, kranken Menschen, die nicht die geringste Arbeit leisten, meist nur liegen! Sie verbrauchen nur so viel Kraft, als sie zum Kauen der Nahrung benötigen, essen aber so viel und oft mehr als Schwerarbeiter. Natürlich kann der Körper nicht ungestraft so viel Nahrung bewältigen, und die Patienten verlassen das Krankenhaus häufiger kränker, als wie sie eingetreten waren. Auch qualitativ ist die Krankenkost keineswegs zuträglich, da sie zuviel Säurebildner enthält. Der größte Schaden entsteht aber dadurch, daß die Mahlzeiten zu gehäuft gegeben werden, so daß der Magen niemals Zeit hat, die Speise zu verdauen und wieder frischen Magensaft zur Verdauung der nächsten Mahlzeit zu bilden. Der einfache Mensch, welcher noch gewohnt war, nur drei Mahlzeiten täglich zu sich zu nehmen, verläßt das Krankenhaus mit dem Eindruck, daß an dieser Stätte, die von klugen Professoren und Ärzten geleitet wird, alles vollkommen richtig eingerichtet sein müsse, also die fünf Mahlzeiten unbedingt für die Gesundheit notwendig seien, und führt sie auch in seinem Hause ein.

Ich erlebe es häufig in der Praxis, daß Patienten, denen vor kürzerer oder längerer Zeit wegen Magengeschwürs ein Drittel des Magens entfernt wurde, seit der Operation sich schlecht fühlen, häufig Magenkrämpfe haben, auch an Übelkeit und Gefühl von Völle leiden. Es stellt sich jedesmal heraus, daß ihnen dringend geraten worden war, alle zwei Stunden zu essen, damit sie rasch zu Kräften kommen. Der normale Magen kann nur dreimal am Tage verdauen. Ist es wirklich denkbar, daß der Magen, wenn er um ein Drittel verkleinert worden ist, um das Doppelte mehr verdauen kann als in normalem Zustand? Kann er mehr und um das Doppelte kräftigeren Magensaft bilden als früher?

In allen derartigen Fällen habe ich gefunden, daß die Patienten schon nach einer Woche bei drei Mahlzeiten sich bedeutend wohler fühlten, nachdem ich ihnen erlaubt hatte, sofort Schwarzbrot, rohes und gekochtes Gemüse, kurzum gewöhnliche Kost zu essen. Sie hatten vorher mit Widerwillen Semmeln, Grieß, süßes Backwerk gegessen, dabei an trägem Stuhlgang gelitten, während sich jetzt sofort ein guter Appetit und Stuhlgang einstellten.

Bei nichtoperiertem Magen- und Zwölffingerdarmgeschwür habe ich die gewöhnliche Kost beibehalten lassen, nur das weiße Mehl und den weißen Zucker verboten und stets in vier bis sechs Wochen Heilung erlebt, wobei die meisten Patienten beruflich tätig blieben. Nur Rauchern konnte ich nicht helfen; durch den nikotinhaltigen Speichel wird die Magenschleimhaut immer wieder gereizt.

Zuckerkrankheit

Eine interessante Beobachtung habe ich bei der Zuckerkrankheit gemacht. Diese Krankheit kommt ja höchst selten in privatärztliche Behandlung, weil die meisten Patienten sofort in Spitalsbehandlung übergehen.

Eine Frau von 48 Jahren kam in meine Behandlung wegen Hypertonie (hohen Blutdrucks), Kopfweh, Schwindel, Schlaflosigkeit, starker Nervosität bei chronischem Herzklappenfehler (Mitralstenose). Der Zustand besserte sich zusehends, alle Beschwerden vergingen allmählich. Als sie sich gut fühlte, machte sie durch längere Zeit grobe Diätfehler und kam nach längerer Pause zu mir in recht schlechtem Zustand. Sie hatte Magen- und Darmbeschwerden, Verstopfung, sah elend aus und klagte über starken Durst. Die Analyse zeigte am 16. April 1948 6,8% Harnzucker, spez. Gewicht 1050, starke Ptose. Sie begann aufs neue die Kur nach meinen Anweisungen. Am 18. Mai Zucker 3,4%, Eiweiß in Spuren, spez. Gewicht 1045. Am 15. Juni Zucker 5,1 %, Herzbeklemmungen. Da verordnete ich ihr ein Cantharidenpflaster auf die Bauchspeicheldrüse, die unter dem Rippenrand tastbar war. Am 20. Juli zeigte die Analyse 0,8% Zucker, spez. Gewicht 1036. Subjektives Befinden entsprechend gut, obgleich sie täglich Obst und reichlich Schwarzbrot gegessen hatte. Am 23. August Zucker 0,3%, spez. Gewicht 1017, Befinden ausgezeichnet. Am 8. November war der Urin z u c k e r f r e i, sie fühlte sich vollständig gesund, Magen und Darm normal, Stuhlgang zwei- bis dreimal täglich, Herztöne rein, regelmäßig, Appetit und Schlaf sehr gut.

Sie hatte die ganze Zeit hindurch täglich zweimal ein Reibesitzbad genommen und streng die drei Mahlzeiten eingehalten. Ich hatte ihr erlaubt, alles zu essen, nur weißes Mehl und Zucker verboten.

Im Juli 1948 kam ein Mann in meine Ordination, 59 Jahre alt, der seit 21 Jahren an Diabetes litt, aber keine Insulinbehandlung gehabt hatte. Der Zuckergehalt schwankte zwischen 2 bis 4 Prozent bei hohem spezifischem Gewicht. Starke Ptose. Am 20. August war der Zuckergehalt von 2,4 auf 0,5 Prozent heruntergegangen, der Blutzucker von 254 auf 194 Milligrammprozent. Er hatte auch nur die Diätvorschriften eingehalten und zweimal täglich ein Rumpfreibebad genommen.

Diese Fälle haben sich unter den Patienten herumgesprochen, und es kommen infolgedessen immer häufiger Patienten mit Diabetes. Ich beobachte in allen Fällen dieselbe gleichmäßige Abnahme des Blutzuckers. Ich muß dazu bemerken, daß eine solche Naturheilbehandlung mit dem genannten Erfolg nur dann eintritt, wenn der Patient noch keine langdauernde Insulinbehandlung durchgemacht hat.

Diese Proben einer Entsäuerung des Organismus sind so eindeutig, daß sie dringend eine Nachprüfung an einem größeren Krankenmaterial herausfordern. Interessenten mache ich darauf aufmerksam, daß die Heilung nur dann eintreten kann, wenn die Behandlung genau nach meinen Angaben erfolgt, also vor allem Beseitigung der Ptose durch die früher beschriebene Bauchmassage, Regelung der Mahlzeiten und des Stuhlganges, Weglassen der üblichen Spitalskost bei vorwiegend lactovegetabilischer Ernährung mit Vollkornbrot, Brei aus grobgemahlener Grütze, aller Art Gemüse, nach Möglichkeit Obst, auch Nüsse, Fisch, ein bis zweimal in der Woche Fleisch oder Geflügel. Keinerlei Abführmittel mit Ausnahme der wöchentlich einmaligen Glaubersalzgabe, wenn erforderlich, tägliche Einläufe. Vom Beginn der Behandlung jeden Tag zwei

Rumpfreibe- beziehungsweise Reibesitzbäder, die keinen Tag ausgesetzt werden dürfen, außer bei Frauen während der ersten drei Tage der Menstruation. Keine noch so schmerzhafte Reaktion darf den Patienten von der Ausführung der Bäder abhalten. Die Schmerzen können stets durch Prießnitzumschläge gemildert werden.

Der K r e b s. In den meisten Kulturstaaten tagen schon seit vielen Jahren Kommissionen von Ärzten, um die Ursachen zu ergründen, welche zur Krebskrankheit führen. Bisher ist noch kein spezifischer Erreger gefunden worden. Krebs

Als ich 1918 mit der Heilmethode von Mattei bekannt wurde, verhielt ich mich sehr skeptisch zu ihr, weil der Verfasser behauptete, mit diesem Heilmittel Krebs geheilt zu haben. Ich ließ mir die Mittel kommen und wartete auf eine Gelegenheit, sie auszuprobieren. Diese zeigte sich bald. In das von mir geleitete Krankenhaus kamen zwei Frauen. Die eine, 52 Jahre alt, war vor einem Jahr in der Nachbarstadt wegen Gebärmutterkrebs operiert worden, aber nach einem halben Jahr bildete sich auf der Narbe ein Rezidiv, welches bald zerfiel und einen fürchterlich stinkenden jauchigen Ausfluß entleerte. Des starken Gestankes wegen wurde sie in keiner Klinik aufgenommen. Sie bat mich, sie um Gottes willen aufzunehmen, damit sie in Ruhe sterben könne. Da ich gerade ein leerstehendes Zimmer hatte, erfüllte ich ihre Bitte. Sie war durch die Krankheit schon sehr mitgenommen, sah elend aus und litt an furchtbaren Schmerzen. Schon seit der Jugend hatte sie an chronischer Verstopfung gelitten. Ich begann sofort mit der von Mattei angegebenen Behandlung und traute meinen Augen nicht, als schon nach 10 bis 12 Tagen die Schmerzen viel leichter wurden und das Sekret viel weniger stinkend. Nach vier Wochen waren die Schmerzen vergangen. Die Wunde hatte ein viel besseres Aussehen und nach zwei Monaten hatte sie sich geschlossen. Das Aussehen der Patientin war viel besser geworden, sie hatte an Gewicht um acht Kilogramm zugenommen. Einen Monat später verließ sie das Krankenhaus, die Wunde war verheilt, im Unterleib kein pathologischer Befund, die Verstopfung war behoben, sie fühlte keinerlei Beschwerden.

Fast gleichzeitig trat eine andere Patientin ein mit einem gänseeigroßen Brustkrebs der rechten Brust und einer akuten Kniegelenksentzündung. Das Kniegelenk war sehr stark geschwollen, rot und heiß. In der Universitätsklinik hatte sie die operative Entfernung der Krebsgeschwulst, welche nach Probeexzision als solche diagnostiziert worden war, abgelehnt.

Ich begann sofort die Behandlung mit den Mattei-Mitteln, welche durch die Kniegelenksentzündung kompliziert wurde. Da in den Achseldrüsen noch keine Metastasen zu konstatieren waren, konnte ich auf den Erfolg sehr gespannt sein. Die Kniegeschwulst ging sehr rasch zurück, Röte und Hitze verschwanden sehr bald unter Wirkung von Umschlägen und innerlichen Gaben der elektrohomöopathischen Körnermittel. Aber auch die Krebsgeschwulst nahm ziemlich rasch an Größe und fester Konsistenz ab. Nach zweimonatiger Behandlung war nur noch ein ziemlich weicher pflaumengroßer Tumor tastbar, nach vier Monaten, als das Kniegelenk bereits vollständig geheilt war, war keine Spur mehr von dem Tumor zu bemerken.

Dieser Fall zeigt nur, daß die beiden ganz verschiedenen Erkrankungen ihre gleiche Ursache in der Verschmutzung des Körpers hatten, weshalb sie durch dieselbe Behandlung geheilt werden konnten.

Natürlich ging ich damals der Sache nach und habe eine große Anzahl von Krebskranken behandelt und geheilt. Es waren alles solche Patienten, die lieber sterben wollten, als sich operieren zu lassen. Ein besonders merkwürdiger Fall war folgender: Eine Landfrau von 44 Jahren kam mir mit je einem kleinapfelgroßen Tumor an jeder Brust und einem derben, nicht verschieblichen Tumor von ungefähr derselben Größe an der Gebärmutter. In der Klinik wurde sie nicht aufgenommen, der Fall wurde als aussichtslos bezeichnet. Ich machte ihr natürlich keinerlei Versprechungen und begann die Kur mit zwei Reibesitzbädern am Tage und innerlicher und äußerlicher Anwendung der Mattei-Mittel. Anfangs traten mehrere schmerzhafte Reaktionen auf, bis der Körper sich einigermaßen reinigte, dann aber begann die Rückbildung. Die Tumoren wurden kleiner, weicher, an der linken Brust bildete sich eine Fistel, welche erst nach einem Jahr verheilte. Nach zwei Jahren ambulatorischer Behandlung, während welcher die Patientin ihren großen Landhaushalt persönlich leitete, waren alle Tumoren restlos resorbiert. Ich setzte die Behandlung in milderer Form noch zwei Jahre fort. Sie hatte sich in dieser Zeit sehr erholt, sah frisch und blühend aus und war sehr leistungsfähig. Rezidive traten nicht auf. Sie hatte aber auch die Kur mit größter Sorgfalt und Gewissenhaftigkeit durchgeführt.

Als Besonderheit muß ich erwähnen, daß bei dieser Kur nach Überwindung der ersten Reaktionen die Schmerzen auffallend bald vergingen und die Patienten sich sichtlich erholten. In späteren Jahren kamen einige Patienten, bei welchen die Krankheit schon zu weit vorgeschritten war, um, wie sie sagten, ohne Qualen sterben zu können.

Am schnellsten reagierten Fälle von Zungenkrebs auf die Behandlung. Tumoren von Erbsen- bis Haselnußgröße verschwanden nach drei bis sechs Monaten, bedeutend langsamer am Kehlkopf. Bei Magenkrebs versagte in vielen Fällen die Behandlung. Eine selbstverständliche Forderung bei beiden Formen war das Rauchverbot. Knochenkrebs heilte relativ schnell.

In letzter Zeit kam eine Frau zu mir nach einer Operation am linken Oberschenkel wegen Krebswucherung am Trochanter. Die 12 Zentimeter lange Wunde war noch nicht verheilt, in der Tiefe fühlte sie starken Schmerz. Nach einem Monat Behandlung war die Wunde gut verheilt, der Schmerz war schon in der ersten Woche vergangen.

Eine Frau von 45 Jahren kam nach Spitalsbehandlung mit der Diagnose Euchondrom beider Handgelenke. Vor Jahren war eine Knochenwucherung an der linken Stirnseite operativ entfernt worden. Jetzt war an der Außenseite des linken Handgelenks eine zwetschgengroße Knochenauftreibung, am rechten Handgelenk eine starke Verdickung des Gelenks zu sehen. Es bestand starker Schmerz. Nach acht Wochen waren die Schwellungen spurlos vergangen, der Schmerz hatte sehr bald aufgehört.

Wenn die Hypothese sich bewahrheitet, daß eine Hauptursache zur Entwicklung des Karzinoms in Veränderungen der Hypophyse und der Epiphyse zu suchen sind, so kann durch die genannte Hypothese meine Behandlungsmethode gestützt werden. Auch sie wirkt auf die allgemeine Disposition ein und leitet in vielen Fällen durch die Bäder und ein auf den Nacken appliziertes Cantharidenpflaster vom Gehirn stark ab.

In allen Fällen von Karzinom konnte ich Ptose und chronische Obstipation beobachten. Wahrscheinlich entsteht der Krebs, vorausgesetzt eine bestimmte Konstitution, infolge dieser zwei Ursachen. Die Ptose ruft eine starke Übersäuerung hervor, wodurch die Zellen einen Großteil ihrer Widerstandsfähigheit einbüßen. Die faulenden Kotmassen im Mastdarm im Verein mit Bakteriengiften gelangen ins Blut, bilden hier und da in den Geweben Depots von leicht zersetzlichem Material und rufen eine Entartung des Zellgewebes hervor.

Die Krebsfrage muß natürlich von berufener Seite studiert und gelöst werden, die ambulatorische Behandlung eines einzelnen Arztes kann unmöglich diesen Fragenkomplex erschöpfend behandeln. Beachtenswert ist aber die Möglichkeit von Krebsheilungen auf die von mir dargestellte Art. Die stetige Zunahme der Krebserkrankungen zeigt deutlich, wie von Jahrzehnt zu Jahrzehnt der Gesundheitszustand der Kulturvölker, trotz aller gegenteiligen Behauptungen, sinkt, in erster Linie durch die falsche Ernährungsweise mit zu häufigen Mahlzeiten, dann aber auch infolge Entwertung der wichtigsten Nahrungsmittel durch die Nahrungsmittelindustrie und nicht zuletzt durch die gewöhnlich geübten Behandlungsmethoden, welche immer darauf hinauslaufen, die Reaktionen des Körpers zu unterdrücken, bis er überhaupt unfähig wird, kräftig zu reagieren. Die notwendige Folge dieser Abnahme der Reaktionsfähigkeit ist, daß der Körper von keiner Krankheit gereinigt hervorgeht und so immer mehr Krankheitsstoffe aufhäuft, bis dann einmal eine Generalreinigung erfolgt und der Körper nicht mehr die Kraft hat, die nötigen Abwehrkräfte zu mobilisieren. Die vielen Todesfälle bei jeder Grippeepidemie sprechen eine beredte Sprache.

XI. Haut- und Geschlechtskrankheiten, Frauenleiden

Die vielen verschiedenartigen H a u t k r a n k h e i t e n machen den Ärzten auch viel zu schaffen. Am häufigsten tritt das Ekzem auf, an welchem viele Menschen jahrzehntelang leiden, ohne Hilfe zu finden.

Die Haut ist das größte Ausscheidungsorgan des Körpers. Wenn die Nieren und die Schleimhäute nicht mehr imstande sind, die großen Fremdstoffmengen hinauszubefördern, deponiert sie der Organismus unter der Haut. Nimmt der Zustrom allmählich immer mehr zu, ist der Körper genötigt, sie durch die Haut auszuscheiden. Wenn die meist kristallinischen Stoffe durch die Hautporen getrieben werden, geraten die Poren in einen Reizzustand, die

Umgebung rötet sich, es bilden sich Schuppen und Krusten auf der Haut unter starkem Juckreiz. Das Ekzem ist da und trotzt allen Versuchen, es durch Salben und Bestrahlungen und desinfizierende Mittel zu vertreiben.

Durch meine ableitende Behandlung kann man meist in sehr kurzer Zeit das Ekzem heilen, den Ausschlag zum Verschwinden bringen. Die Salze, welche sich schon in der Haut befinden, können nicht mehr zurückgedrängt werden, man kann nur ihre Ausstoßung durch die Sitzbäder beschleunigen. Nach Regelung der Diät und des Stuhlganges vergeht das lästige Jucken sehr bald und der Ausschlag verschwindet meist nach vier bis sechs Wochen. Die Behandlung muß aber noch mindestens ein Jahr fortgesetzt werden, um Rezidiven vorzubeugen, denn die Reinigung des Körpers geht langsam vor sich, und dieser hat sich gewöhnt, viel durch die Haut auszuscheiden. Manchmal wird die Reaktion stürmisch und es entwickelt sich eine Furunkulose.

Psoriasis

Die Psoriasis, die Schuppenflechte, erfordert viel mehr Zeit zur Heilung. Sie zeigt stets eine sehr schwere Körperbelastung an und erfordert sehr viel Geduld sowohl von seiten des Arztes als des Patienten. Meine Versuche mit Spenglersan in dieser Richtung scheinen vielversprechend zu sein, gestatten aber noch kein abschließendes Urteil. Ich habe gute Resultate gesehen bei Anwendung von zweimal täglich Reibesitz- und Rumpfreibebädern.

Ich habe die Erfahrung gemacht, daß diejenigen Hautkrankheiten, welche mit Röntgen behandelt worden sind, sehr schwer heilen. Offenbar werden die Hautdrüsen, die Nerven und Blutgefäße der

Haut durch die Röntgenstrahlen so stark verändert, daß sie auf den Kältereiz der Bäder nicht mehr reagieren.

Eine Frau in mittleren Jahren, welche wegen hartnäckigen Ekzems im Gesicht und auf der Körperhaut mit Röntgenstrahlen behandelt worden war, wurde erst nach dreijähriger sorgfältiger Behandlung gesund.

Es ist klar, daß die meisten Patienten so viel Geduld und Verstehen nicht aufbringen!

Ein Patient von über 50 Jahren litt seit 20 Jahren an einem Ekzem, welches jeglicher Behandlung trotzte, obgleich der Patient mit Stolz erklärte, über 20 Jahre strenger Vegetarier und Rohköstler zu sein. Er hatte aber eine starke Ptose und keine Disziplin im Essen. Erst als die Ptose beseitigt und der Patient sich an die drei Mahlzeiten gewöhnt hatte und regelmäßig die Bäder machte, heilte das Ekzem.

Auch die Warzen an den Händen und anderen Körperteilen heilen schnell bei der Allgemeinbehandlung.

Warzen

Bei einfachen flachen Warzen gibt man außer den Bädern und der Diät das Isomittel K 1, alle zwei Stunden drei Körner. Bei gestielten Warzen und Polypen G 17, D 6, ebenso alle zwei Stunden drei Körner.

Man stelle sich ein junges, hübsches Mädchen vor, welches zwischen den Augenbrauen eine entstellende dunkelbraune gestielte Warze hat und das bei dieser Behandlung nach zwei Monaten überglücklich sein reines Gesicht zeigen kommt! Es hatte vorher vergeblich alle möglichen Kuren ausprobiert.

Frauen, welche wegen chronischer Darmkrankheiten und anderer Leiden in Behandlung kamen, waren überrascht, außer der Heilung ihrer Beschwerden ein blühendes Aussehen erlangt zu haben, weil die Haut zart und leuchtend geworden war. Sie brauchten fortan keine Schönheitssalben mehr.

Eine häufige Begleiterscheinung schlechter Hauttätigkeit ist der Haarausfall.

Haarausfall

Ein Schauspieler von 28 Jahren kam wegen Haarausfalls zu mir. Er hatte bereits alle üblichen Behandlungsmethoden über sich ergehen lassen — ohne Resultat. Auf der Stirnseite des Kopfes wurde schon eine große Glatze sichtbar. Ich verordnete ihm außer meiner Grundbehandlung tägliche kräftige Massage der Kopfhaut und nachheriges Zupfen der Haare, damit die Kopfhaut besser durchblutet werde. Mit den üblichen alkoholischen Einreibungen mußte er sofort aufhören, da sie den Haarboden austrocknen. Da der Patient im übrigen von sehr gesunder Natur schien, war er sehr erstaunt über meine Diagnose, daß sein Haarausfall durch die Übersäuerung des Körpers hervorgerufen sei — doch führte er die Behandlung sehr energisch mit vollem Erfolg durch.

Geschlechtskrankheiten habe ich zu wenig behandeln können, um nicht mit den diesbezüglichen Gesetzen in Konflikt zu geraten. Als die Gesetze weniger streng waren, habe ich mehrere Fälle von Lues behandelt, und zwar mit dem Erfolg, daß gewöhnlich nach einer Behandlung von sechs bis neun Monaten Lues I und II negativen Wassermann ergaben. Ich wandte meine gewöhnliche Diät an bei drei Rumpfreibe- beziehungsweise Reibesitzbädern mit wöchentlich zwei Schwitzbädern beziehungsweise Schwitzpackungen unter Zuhilfenahme von Isomitteln. Das Ulcus durum verheilte meist nach drei bis vier Wochen, es traten wenig Schleimhautaffektionen auf, das subjektive Befinden war in keiner Weise gestört. In einem Falle traten nach einer Kur von sechs Wochen starke Roseola auf, die aber bald verblaßten.

Aber ganz hervorragende Resultate erzielte ich bei tertiärer Lues durch die Behandlung nach meiner Methode auch unter Zuhilfenahme von Isomitteln. Ich hatte Patienten, welche vor 20 bis 30 Jahren mit der üblichen Behandlung „geheilt" worden waren, an Schwindelanfällen, nächtlichen Knochenschmerzen, ja sogar an Tabes litten, in relativ kurzer Zeit von ihren Beschwerden befreien, sie heilen können.

Da Geschlechtskrankheiten ausschließlich in ärztliche Behandlung gehören, kann ich hier nicht die einschlägigen Mittel anführen. Jeder Arzt, der sich mit meiner Methode und der Wirkung der Mattei-Mittel bekannt gemacht hat, weiß, was er im gegebenen Fall zu verordnen hat.

Ich bin überzeugt, daß in größerem Maßstab durchgeführte Beobachtungen an einem großen Krankenmaterial sehr bald die Überlegenheit dieser Methode vor den bisher angewandten Behandlungsarten erweisen werden. Natürlich muß auch hierbei die Grundbehandlung eingehalten werden, also richtige Ernährung und Verdauung sowie die Bäder.

Frauenkrankheiten

Auch bei der Behandlung der sogenannten Frauenkrankheiten leistet meine Methode hervorragende Dienste. Die meisten Frauenkrankheiten, Myome, Zysten, Polypen usw., entstehen als

Folge von Stauungen im Unterleib infolge verkehrter Lebensweise, zu häufigen Mahlzeiten, chronischer Verstopfung, Übersäuerung des Organismus. Selbstverständlich spielen auch Infektionen bei der Entstehung von Unterleibsleiden eine große Rolle.

In jedem Falle einer derartigen Erkrankung tritt sehr bald nach Beginn meiner Behandlung eine Reaktion ein: in sehr vielen Fällen zeigt sich weißer Fluß als Zeichen dafür, daß die Fremdstoffe im Unterleib sich zu lösen beginnen, das sind die Stoffe, welche infolge chronischer Hartleibigkeit oder nach entzündlichen Erkrankungen der Geschlechtsorgane sich im Unterleib angesammelt haben. Diese Erscheinung tritt nicht selten schon bei kleinen Mädchen von zwei bis drei Jahren auf, die entweder mit schwerer Belastung zur Welt kamen oder schon bald nach der Geburt an schwerem Stuhlgang litten. Der Ausfluß ist anfangs schleimig, oft stark übelriechend, er wird im Laufe der Behandlung dünnflüssiger, heller, geruchlos und zuletzt wasserklar, bis er schließlich ganz aufhört. Parallel damit wird die Geschwulst erst etwas größer und derber, allmählich nimmt sie an Umfang und Festigkeit ab, bis sie schließlich verschwindet. Natürlich ist der Verlauf ein sehr langsamer, aber die Behandlung verursacht weder Schmerzen noch größere Unbequemlichkeiten. Die Frauen können ungestört ihrem Beruf nachgehen.

Es ist falsch, den weißen Fluß als eine Krankheit an sich anzusprechen und sie mit allen möglichen, meist scharf wirkenden Mitteln bekämpfen zu wollen. Er ist vielmehr eine begrüßenswerte Selbstreinigung des Körpers, welche man unterstützen muß, da andernfalls Material für gut- und bösartige Gewächse geschaffen wird.

Bei zuweilen auftretenden Blutungen oder stark blutenden Gebärmutterpolypen gelingt es manchmal unter Zuhilfenahme von Isomitteln, die Blutung zu stillen und die Polypen zu beseitigen, andernfalls müssen sie operativ abgetragen werden.

In jedem Fall wirken die Rumpfreibe- beziehungsweise die Reibesitzbäder bei den Frauen sehr wohltuend auf die Geschlechtsorgane und reinigen außerdem den ganzen Körper von Fremdstoffen.

Ich habe bereits früher von der Wirkung meiner Behandlungsweise während der Schwangerschaft gesprochen. Allen Schwangeren habe ich stets, außer den diätetischen Anweisungen, zweimal täglich entweder die Rumpfreibe- oder Reibesitzbäder verordnet mit dem Erfolg, daß ohne Ausnahme die Schwangerschaft normal verlief und die Entbindung außergewöhnlich leicht vor sich ging, am besten, wenn die Reibesitzbäder bis zur letzten Möglichkeit vor der Geburt gemacht wurden. Man muß außerdem in Betracht ziehen, daß durch diese während der ganzen Schwangerschaft durchgeführte Behandlung der mütterliche Organismus ganz bedeutend von Fremdstoffen gereinigt wird. Da der Fötus am mütterlichen Kreislauf beteiligt ist, reinigt sich gleichzeitig der Organismus des Kindes, und es kommt nicht so schwer belastet zur Welt wie heutigentags die meisten Kinder.

Auch bei Unfruchtbarkeit der Frauen wende ich mit Erfolg dieselbe Behandlungsmethode an.

Bei einer Frau von 46 Jahren, die 18 Jahre verheiratet und kinderlos war, trat, nach einer Behandlung von zwei Jahren wegen chronischen Magen- und Darmkatarrhs, eine Schwangerschaft auf. Bei leichtem Verlauf, weil während der ganzen Schwangerschaft die Bäder fortgesetzt wurden, hatte sie eine so leichte Entbindung, daß die Ärzte sagten, „sie stelle 18jährige Frauen in den Schatten". Zwei Stunden vor der Entbindung hatte sie das letzte Reibesitzbad genommen.

Wenn diese Methode Allgemeingut der Frauenärzte würde, könnte eine viel gesündere Generation heranwachsen.

*

Ich habe hier kurz die Prinzipien meiner Behandlungsmethode dargelegt. Wie der unvoreingenommene Leser sieht, ist die Methode sehr einfach und kann von jedem Arzt, der sich die Mühe nimmt, sie anzuwenden, ohne besondere Schwierigkeit angewandt werden. Er muß allerdings, besonders am Anfang, Geduld haben und nicht gleich die Flinte ins Korn werfen, wenn er nicht sofort das erwartete Resultat sieht. Vor allen Dingen muß er lernen zu individualisieren.

Ich verfahre gewöhnlich so: Ich höre die Klagen des Patienten ruhig an, frage ihn nach seinem Alter, wie lange er das oder die Leiden hat, frage ihn nach seinem Stuhlgang, wieviel Mahlzeiten er täglich zu sich nimmt, wie der Schlaf ist, Frauen nach der Menstruation. Dann untersuche ich nach den üblichen Methoden das Herz und die Lungen, auch den Blutdruck, wobei ich aber nie den Patienten mit der Höhe des Blutdrucks schrecke, die Pupillen auf ihren Reflex und auf eventuelle Entrundungen und darauf die Bauchorgane. Der Patient liegt flach auf dem Rücken, ich sitze an seiner rechten Seite und palpiere den Bauch. Darauf perkutiere ich recht leise den Magen. Ich beginne links vom Nabel in der Beugefalte, welche ja bei normalem Magen die untere Grenze des Magens bildet. Sehr bald habe ich die Luftblasen festgestellt. Indem ich mit der Perkussion von links nach rechts, das heißt in der Richtung zu mir, fortfahre, stelle ich den Unterschied zwischen dem Magen- und dem Darmklopfschall fest. Meist beginnt bald, nachdem die Mittellinie passiert ist, die Magengrenze sich zu senken, bis sie in der Nähe des Darmbeinkammes eine Erweiterung von ein bis vier bis sieben und sogar mehr Fingerbreiten zeigt. Dann palpiere ich die Region um den Nabel auf Druckschmerzhaftigkeit und den Unterleib auf Tumoren, dann prüfe ich die Bauchmuskeln und Patellarreflexe.

XII. Die wissenschaftliche Augendiagnose als wertvolles diagnostisches Hilfsmittel

A u g e n d i a g n o s e: Eine große Hilfe beim Diagnostizieren der Krankheiten ist mir die Augendiagnose gewesen. Ich meine die wissenschaftliche Augendiagnose, wie sie von Dr. Rudolf Schnabel in Dresden gelehrt wurde. Sie hat nichts zu tun mit den verschiedenen laienhaften Augendiagnosen und erfordert ein sorgfältiges Studium unter Anwendung eines Kornealmikroskopes, wenn möglich mit Spaltlampe.

Nach beendeter Untersuchung erkläre ich dem Patienten kurz, wie die Verdauung vor sich geht, was er nicht essen soll, vor allen Dingen weißes Mehl und weißen Zucker vermeiden, gut einspeicheln. Dann zeige ich oder die Ordinationsschwester dem Patienten die Bauchmassage und erkläre ihm das Reibesitz- oder Rumpfreibebad.

Im Durchschnitt entfällt für jeden Patienten eine halbe Stunde, selbst wenn er zu wiederholten Malen kommt, denn die Untersuchungsmethode ist jedesmal dieselbe. So hat der Patient das Gefühl, daß er sorgfältig behandelt wird. Durch die jedesmalige Perkussion des Magens kann man mit Sicherheit feststellen, ob der Patient die Eßvorschrift übertreten hat, und vorkommende Fehler korrigieren. Kommt er zu wiederholten Malen mit Erweiterung des Magens trotz mehrfacher Ermahnungen, so lehne ich eine weitere Behandlung ab, weil er durch sein Verhalten die Methode diskreditiert. Abgesehen von einigen besonderen Fällen bestelle ich die Kranken nach vier bis acht Wochen zur nächsten Untersuchung.

Es gibt in jeder Stadt und auch überall auf dem Lande genug Menschen, die sich nicht nach den üblichen Methoden behandeln lassen wollen. Ich habe in Aschners „Krise der Medizin" gelesen, daß vor dem Krieg in Berlin ungefähr die Hälfte der Bevölkerung sich von Naturheilärzten, Homöopathen, Heilpraktikern und Masseuren behandeln ließ. Die medizinische Wissenschaft muß sich auch an demokratische Prinzipien halten und nicht diktatorisch für sich das Recht beanspruchen, zu entscheiden, daß nur ihre Methode die allein richtige ist. Entscheidend ist immer der Erfolg, wie man es bei den naturheilerischen Methoden von Kuhne, Kneipp, Prießnitz, Schroth, Lahmann beobachten konnte. Sie alle wurden europäische Berühmtheiten, und die von ihnen aufgestellten Grundsätze haben bis heute ihre Gültigkeit bewahrt.

Wenn ein junger Arzt sich mit den Grundlagen der Naturheilkunde vertraut macht und die Praxis nach dem hier geschilderten Verfahren aufnimmt, wird er schon in wenigen Monaten ein gesuchter Arzt sein, denn seine Erfolge sprechen sich rasch herum.

Gegenwärtig ist die Verlängerung des medizinischen Studiums akut geworden, obwohl die Mediziner schon ohnedies das längste Studium absolvieren müssen.

Meiner Ansicht nach könnten verschiedene theoretische Fächer ohne Schaden gekürzt, aber es müßte an jeder Universität ein Lehrstuhl für Naturheilkunde mit einer entsprechenden Klinik eingerichtet werden. Das Hauptgewicht müßte auf praktische Betätigung der Studenten gelegt sein, während welcher ihnen die entsprechende Theorie vorgetragen wird. Es muß doch jeder Arzt nach beendetem Studium durch Lektüre und Anschauung die entstandenen Lücken ausfüllen und sich mit allen neuen Behandlungsmethoden bekannt machen.

Wirkliche Befriedigung in seinem Berufe findet, vom Chirurgen in gewissen Fällen abgesehen, nur der Naturheilarzt, weil er täglich die Erfahrung macht, daß durch seine Tätigkeit die Kranken wirklich gesund werden, weil sie ihren Körper durch eigene Anstrengung von den krankmachenden Stoffen befreien, eine rationelle Ernährungs- und Lebensweise gelernt und die Gewißheit erlangt haben, niemals mehr krank zu werden. Das ist der wichtigste Beitrag für die Volksgesundheit, welchen ein Arzt leisten kann, nämlich die Menschen praktisch lehren, allen Krankheiten vorzubeugen. Ich mahne die meisten Patienten an ihre Christenpflicht, in ihrem Bekanntenkreis möglichst viel Propaganda für eine richtige Ernährungsweise zu machen. Unabsehbar würde der Nutzen für die Menschheit sein, wenn die Mehrzahl der Ärzte in dieser Richtung arbeiten würde.

Ich erlebe es sehr häufig, daß die geheilten Patienten in der Behandlungszeit auch in seelischer Beziehung große Fortschritte machen. Sie bestreben sich, in engere Verbindung zu Gott, ihrem Schöpfer und Vater, zu kommen. Auch materiell eingestellte Menschen werden nachdenklich, wenn man ihnen das Wunderwerk ihres Körpers erklärt, und geben zu, daß nur Gott so etwas schaffen kann.

In der Gegenwart, wo jeder das Radio kennt, ist es leicht, den Menschen geistige Vorgänge begreiflich zu machen. Das Gehirn erfüllt neben anderen Funktionen auch die einer Antenne. Im Weltäther kreisen zahllose Gedanken Gottes und werden von den dazu befähigten Gehirnen aufgenommen. Je reiner die Gehirnzellen sind, um so klarer können sie diese Gedanken aufnehmen und sie der Seele übermitteln, und der Mensch empfindet einen so aufgenommenen Gedanken als einen Einfall, an welchen er von sich aus nie hätte denken können. Je mehr aber das Gehirn mit Fremdstoffen überladen ist, um so weniger ist es für höhere Schwingungen empfänglich. Man sieht das deutlich an den Sklerotikern, deren Gedanken sich nur noch in den alten eingefahrenen Geleisen bewegen können. Für alles Neue und Höhere sind sie abgestumpft. Wenn durch meine Methode das Gehirn gereinigt ist, mutet es den Menschen an wie eine geistige Wiedergeburt, wenn neue Gedanken auf ihn einströmen und ihm das Leben in ganz anderem Licht zeigen.

Ein jeder Mensch, der nicht im Sumpfe überlebter alter Denkformen und Gewohnheiten steckenbleiben will, kann sich freimachen, indem er entschlossen damit beginnt, seinen Körper zu reinigen, um dadurch volle Gesundheit des Leibes zu erlangen und die Erkenntnis, daß er nie mehr krank zu sein braucht.

Er muß mit allen alten Vorurteilen brechen, muß die Furcht vor kaltem Wasser, vor Zugluft ablegen, vor der Angst, verhungern zu müssen, wenn er nicht mehr als drei Mahlzeiten täglich zu sich nehmen darf. Er muß sich auch eine gewisse Askese in der Wahl der Speisen auferlegen. Er darf sich nicht fürchten vor den lieben Angehörigen und Freunden, welche ihm entsetzliche Leiden und baldigen Tod prophezeien, wenn er die Torheit begeht, sich täglich ins kalte Wasser zu setzen und ein Hungerdasein zu führen. Er wird in kurzer Zeit seine geringe Mühe belohnt sehen und die Genugtuung haben, all die Spötter und Propheten zu überleben.

XIII. Vorbeugen ist besser als heilen!

Wer bis hierher meinen Ausführungen gefolgt ist, muß zugeben, daß meine hier dargelegte Methode die Möglichkeit gewährt, alle sogenannten Krankheiten zu heilen oder wenigstens günstig zu beeinflussen, wenn das Übel auch schon zu weit vorgeschritten ist. Aber viel wichtiger als das Heilen ist das Vorbeugen.

Säuglingspflege

Das Vorbeugen gegen Krankwerden beginnt schon beim Säugling, welcher nie mehr als vier Mahlzeiten bekommen darf, am besten um 8 Uhr früh, um 12 Uhr mittags, um 16 und 20 Uhr. Nach der letzten Mahlzeit schläft er ein und wacht erst um 7 Uhr auf. Wenn er keine Muttermilch bekommt, gibt man ihm gute Kuhmilch, aber gleich unverdünnt. Vom dritten bis vierten Monat an bekommt der Säugling als Zusatz zur Milch eine Abkochung von Haferschrot, durchgeseiht, eventuell etwas Spinat, vom fünften bis sechsten Monat als Zusatz Karotten, Gersten- oder Haferschrot, vom achten bis neunten Monat Brei aus Hafer- oder Gerstenschrot mit der Milch vermengt und nicht mehr als drei Mahlzeiten am Tage, ungefähr um 8 Uhr, um 13 und 17 bis 18 Uhr. Sehr genau muß auf den Stuhlgang geachtet werden. Der Säugling muß regelmäßig drei- bis viermal gut verdauten Stuhl haben. Sobald der Stuhl weniger als dreimal erfolgt, bekommt das Kind einen Einlauf mit lauwarmem Wasser aus einer kleinen Ballonspritze, ebenfalls dann, wenn der Stuhl stückrig wird, mit unverdauten Milchstücken und womöglich schon mit grünlichen Schleimstücken untermischt ist. In letzterem Fall läßt man den Zusatz zur Milch fort und gibt reine Milch, bis der Stuhl normal geworden ist.

Nach dem neunten Monat gewöhnt man das Kind a l l m ä h l i c h an die Kost der Erwachsenen und bleibt konsequent bei drei Mahlzeiten, am besten ohne Fleischkost. Besonders schädlich ist die Fleischkost im Pubertätsalter, die hitzigen Schwingungen des Fleisches wecken zu früh den Geschlechtstrieb. Fisch ist gestattet, weil er infolge seiner langsamen Schwingungen diese Eigenschaft nicht besitzt. In jedem Fall muß man sowohl bei Knaben wie bei Mädchen für ausgiebige körperliche Betätigung sorgen, sei es durch Gymnastik, Sport oder Gartenarbeit.

Angefangen vom Säuglingsalter gewöhnt man die Kinder an Waschungen mit kaltem Wasser, an Luftbäder, Schlafen bei offenem Fenster, auch im Winter, möglichst leichte Bekleidung und an Rumpfreibebäder von fünf bis zehn Minuten Dauer im Wasser von 14 bis 10 Grad Celsius. Wenn am Anfang noch sogenannte Erkältungen vorkommen, nach meiner Auffassung Reaktionen des Körpers, um die angeerbten Fremdstoffe auszuscheiden, so macht man, nach einer Gabe Glaubersalz, dreimal am Tage ein Rumpfreibebad von zehn Minuten — wenn keine Sitzwanne vorhanden ist ein Reibesitzbad von 15 bis 20 Minuten und am Abend eine Schwitzpackung. So ist das Kind am nächsten Tag gesund.

Je einfacher, aber dabei gehaltvoller die Kost im Kindes- und Pubertätsalter ist, um so gesünder wachsen die Kinder heran und entwickeln sich zu Menschen ohne Krankheiten.

Wesentlich für die Gesundheit der Kinder und Halbwüchsigen ist die möglichste Enthaltsamkeit von Naschwerk. Mit der Unsitte, den eigenen oder den Kindern von Verwandten und Bekannten Naschwerk mitzubringen, muß endlich aufgeräumt werden. Abgesehen davon, daß das Naschen zwischen den Mahlzeiten die Bereitung des Magensaftes stört und Säurebildung hervorruft, verdirbt es den Charakter des Kindes, dieses wird allmählich immer gieriger und genußsüchtiger und findet den Weg zur Selbstdisziplin zu mühsam.

Kindererziehung

Sowohl Knaben und Mädchen müssen von frühester Kindheit an zu Leibesübungen und sportlicher Betätigung angehalten werden, zum Überwinden von Schwierigkeiten, zur Abhärtung des Körpers durch Kaltwasseranwendungen, Schwimm- und Luftbäder, durch lange Märsche, auch bei Schlechtwetter, durch zeitweiliges Ertragen von Hunger und Durst.

Sport- und Abhärtung

Bei einer derartigen Erziehung wachsen die Kinder ohne Krankheiten heran. Selbstverständlich dürfen sie nie mehr als dreimal täglich essen.

Das Vorbeugen gegen Krankheiten der Erwachsenen erfolgt nach denselben Prinzipien. Vernünftige allmähliche Abhärtung des Körpers durch Anwendung von kaltem Wasser, von Reibesitz- und Rumpfreibebädern, Einhalten von mindestens fünfstündigen Pausen zwischen zwei Mahlzeiten, wobei das Abendessen nicht später genommen wird als zweieinhalb Stunden vor dem Schlafengehen, gründliches Kauen und Einspeicheln der Nahrung, Vermeiden von weißem Mehl, weißem Zucker, scharfen Gewürzen, Tabak und übermäßigem

Alkoholgenuß. Unbedingt erforderlich ist auch tägliche, gründliche Muskelbetätigung, sei es durch körperliche Arbeit im Freien oder im Garten oder durch tägliche Zimmergymnastik und Sport.

Welche Aufgabe dem Staat zufällt bei der Vorbeugung gegen Krankheiten, habe ich bereits im Abschnitt über die Tuberkulosebekämpfung erwähnt.

Die Landbewohner hätten es leicht, sich eine zuverlässige gute Gesundheit bis ins höchste Alter zu bewahren, wenn sie sich angewöhnen würden, nur dreimal am Tage zu essen, gut zu kauen und nur einwandfreie Nahrung zu essen, nämlich Vollkornbrot an Stelle des überall üblich gewordenen hellen Brotes, Brei aus Hafer- und Gerstenschrot, mit Fett oder Milch gekocht, und reichlich Gemüse, Rohzucker anstatt des weißen Zuckers.

Durch die tägliche schwere Arbeit in der freien Luft werden die Muskeln gründlich durchblutet, wodurch der Blutumlauf beschleunigt, die Verdauung gefördert wird. Das Schwitzen bei der Arbeit entfernt die durch die Muskelarbeit und den Stoffwechsel entstandenen Säuren und Abfallstoffe.

XIV. Homöopathische Mittel haben unmittelbare Wirkung auf die Seele

Ich habe in obigen Darlegungen häufig die homöopathischen Mittel erwähnt, welche ich vielfach in der Praxis angewandt habe. Ich habe absichtlich die Hahnemannsche Homöopathie nicht erwähnt, weil ihr Studium viel Zeit und ihre Anwendung eine große Erfahrung voraussetzt. Ich habe sie auch häufig mit Erfolg angewandt.

Wenn ich hier nur die in homöopathischer Verdünnung hergestellten elektrohomöopathischen Mattei-Mittel und die nach denselben Prinzipien in Regensburg hergestellten isokomplexhomöopathischen Mittel erwähne, so deshalb, weil ihr Studium viel weniger Zeit erfordert und jeder Arzt sie in kurzer Zeit anwenden lernt. Sie haben den Vorzug schneller Wirksamkeit und Ungiftigkeit.

Auch die Zimpel- und Madaus-Mittel bewähren sich gut in der Praxis.

Leider wird an den medizinischen Hochschulen Europas die Homöopathie nicht ernst genommen, meist ist sie nur die Zielscheibe von Spott. Auch die Broschüre des berühmten Professors der Chirurgie August Bier „Wie sollen wir uns zu der Homöopathie stellen?" fand in der Ärzteschaft keinen Widerhall; es hieß bald, daß der Professor total verkalkt sei. In den USA bestanden schon seit langer Zeit und bestehen noch heute an vielen Hochschulen Lehrstühle für Homöopathie.

Ich führe den Lesern hier zwei eklatante Fälle aus meiner Praxis an, welche beweisen, daß die Homöopathie ernsteste Beachtung von seiten der Ärzte verdient.

Eine Frau bat mich, ihre 18jährige Tochter zu besuchen, die schwer geisteskrank sei. Vor drei Monaten sei sie ohne vorhergegangene Krankheit tobsüchtig geworden. Nach einem Aufenthalt von zwei Monaten in der Nervenheilanstalt hatte die Mutter sie in häusliche Pflege genommen, weil ihr die Kosten untragbar wurden und der Primarius erklärt hatte, die Kranke sei unheilbar, sie werde nur noch zwei bis drei Monate leben.

Ich fand ein gut gebautes, stark abgemagertes junges Mädchen vor, mit hochrotem Gesicht und irren Blicken, welches halbnackt mit großen Sprüngen durch das Zimmer jagte und immer nur den Teufel anrief. An eine Unterhaltung war nicht zu denken. Laut Bericht der Mutter hatte die Kranke schon wochenlang sehr wenig gegessen und nicht geschlafen, nur hin und wieder war sie erschöpft zusammengesunken und hatte eine halbe bis eine Stunde geschlafen. In der Nervenheilanstalt sei sie nach Injektionen von narkotischen Mitteln teilnahmslos auf ihrem Bett gelegen, aber in der häuslichen Umgebung habe nach einer Pause von sechs Tagen wieder die Tobsucht begonnen.

Ich muß gestehen, daß ich nicht hoffte, helfen zu können, aber um der Mutter willen, wollte ich doch einen Versuch wagen. Ich gab ihr drei Iso-Komplexmittel in der hundertsten Verdünnung. Sie sollte am ersten Tag zwei Körner von einem Mittel zur Regulierung des Blutkreislaufes, in Trinkwasser aufgelöst, der Kranken geben. Die Kranke trank viel. Am zweiten Tag zwei Körner eines Mittels, welches bei Frauen stark auf die Geschlechtsorgane wirkt, und am dritten Tag zwei Körner, welche das Nervensystem beeinflussen. Am sechsten Tag kam die Mutter und berichtete, daß die Tochter die ersten drei Tage wie bisher getobt hatte. In der Nacht auf den vierten Tag hatte sie sich still aufs Bett niedergelegt, war sofort eingeschlafen, wachte erst nach 20 Stunden auf — und war vollständig gesund. Ich untersuchte sie, fand keinen organischen Fehler, außer geschwächten Reflexen. Nach vierwöchiger Behandlung mit homöopathischen Mitteln hatte sie sich gut erholt, sah blühend aus und zeigte nicht die geringsten Störungen der Intelligenz und des Seelenlebens. Ich habe sie noch drei Jahre beobachten können, sie war vollständig gesund.

1921 kehrte ich nach mehrjähriger Abwesenheit in die Heimat zurück und erfuhr, daß mein 20jähriger Neffe in hoffnungslosem Zustand in einer Privatklinik liege. Er war zehn Monate vorher aus einer Höhe von zwölf Metern gestürzt und hatte den rechten Unterarm und den gleichseitigen Oberschenkel gebrochen. Die Bruchstellen heilten gut, aber als nach drei oder vier Wochen der Chirurg die Bruchstellen prüfte, brach der Knochen an der Bruchstelle am Oberschenkel von neuem und zeigte nunmehr keine Heilungstendenz. Schließlich wurde eine Knochennaht angelegt, nachdem die Bruchenden angefrischt waren, leider ohne Erfolg; die Bruchenden waren nekrotisch. Im Verlauf von sieben Monaten wurde die Operation fünfmal wiederholt, es entwickelte sich eine schwere Sepsis. Ich erkannte den jungen frischen Menschen kaum, er hatte vier Monate ununterbrochen hohe Temperaturen gehabt, war zum Skelett abgemagert und konnte nur mit kaum vernehmbarer Stimme sprechen. Der Primarius erklärte mir, er habe keine Hoffnung. Er hatte einen berühmten Professor der Chirurgie zu Rate gezogen, und sie hatten beschlossen, das Bein zu amputieren, um sein Leben zu retten. Auf meinen Einwand, daß der Patient die Operation nicht überstehen werde, zuckte er mit den Achseln.

Ich bat ihn, mir die Behandlung zu überlassen, ich hoffte, ihn heilen zu können. „Wie wollen Sie ihn behandeln?" „Mit homöopathischen Mitteln. In die bisherige Behandlung werde ich mich nicht einmischen, ich gebe ihm nur Mittel zum Einnehmen und hoffe, das Bein wiederherzustellen." „Was? Nachdem ich vom Knochen im ganzen zwölf Zentimeter entfernt habe, wollen Sie das Bein heilen? Im allergünstigsten Fall wäre es noch denkbar, daß sich ein Schlottergelenk bildet, aber auch das halte ich für ausgeschlossen." „Ich glaube, den Knochen wiederherstellen zu können." Der Kollege hielt mich offenbar für nicht ganz normal — aber er ließ mich gewähren.

Ich gab dem Kranken dreierlei Arten von Isomitteln: zur allgemeinen Kräftigung, zum Knochenwachstum und gegen die Eiterbildung; außerdem eine Flüssigkeit, die stark desinfizierend wirkt. Nach drei Wochen war der Kranke fieberfrei und nahm rasch an Gewicht und Kräften zu, der übelriechende Eiter verschwand, die Wunde zeigte gute Granulation, nach fünf Wochen war die Wunde verheilt, in der siebenten Woche ging er auf Krücken, nach neun Wochen am Stock, nach zehn Wochen verließ er die Klinik. Die Untersuchung zeigte einen gesunden Oberschenkelknochen, das Bein war nur um eineinhalb Zentimeter verkürzt, demnach waren während der Heilung mindestens zehn Zentimeter Knochensubstanz nachgewachsen.

Und dieses Resultat wurde erzielt nur durch Verabreichung der winzigen homöopathischen Körnchen, über welche sich jeder Kollege in dem Buche von Theodor Krauß („Grundgesetze der Komplex-Elektro-Homöopathie") orientieren kann.

Man kann das Wesen und die Wirkungsweise der Homöopathie nicht verstehen, wenn man nur die materielle Teilung der Materie berücksichtigt. Die Physik stellt bei der 22. Dilution das letzte Molekül fest und erklärt, daß darüber hinaus von der gelösten Substanz nichts mehr vorhanden sei. Aber die Physik lehrt auch, daß bei jeder Teilung eines Stoffes zwischen den Molekülen Elektronen aus den Molekülen austreten und die Zwischenräume füllen und daß diese Elektronen die Oberflächenspannung bilden. Je weiter die Moleküle sich voneinander entfernen, um so größer wird auch die Oberflächenspannung, mithin die wirkende Kraft. Wenn wir uns die Teilung immer weiter fortgesetzt denken, so wird die wirkende Kraft immer weiter verfeinert bis zum ätherischen Zustand. Der Äther besteht aus allerkleinsten Atomen und ist die Quelle des universellen Plasmas. Er steht nicht nur höher als die Materie, sondern die Materie ging aus ihm hervor, aus ihm wurden unser Planet und die Welten im Raume geboren.

Der sichtbare materielle Körper ist eine Verdichtung eines feineren, ätherischen, aber immerhin noch molekularen und folglich materiellen ätherischen Körpers. Die Seele könnte ohne dieses ätherische Verbindungsglied nicht auf den grobmateriellen Körper einwirken. Wenn also eine Arznei bis zum ätherischen Zustand verdünnt wird, so kann sie auf die Seele einwirken und die Seele kann in einem Augenblick den erkrankten Körperteil heilen.

So erklärt es sich, daß ein Simillimum die Krankheitserscheinung beseitigt.

Die Seele durchdringt den materiellen Körper in allen seinen Teilen ebenso, wie sie selbst durchdrungen wird vom göttlichen Geist, welcher die denkbar feinste Schwingung darstellt, welche wir uns vorstellen können. Der göttliche Geistleib, welcher bei der Schöpfung in jede Seele hineingelegt wurde, regt die Seele und durch den Ätherleib den materiellen Leib zur Tätigkeit an zur Weiterentwicklung. Durch den in uns wachgewordenen göttlichen Geist können wir uns im Augenblick zu Gott erheben und bei festem Glauben und Vertrauen ungeahnte Kräfte in Tätigkeit setzen, gewissermaßen uns einen Teil der göttlichen Allmacht aneignen.

XV. Geistige Heilung

Wenn wir auf diesem Weg fortschreiten, können wir unsere Seele und unseren Leib derart verfeinern, daß wir nicht nur die Gebrechen unseres eigenen Leibes beseitigen, sondern auch mit der Kraft der verfeinerten seelischen Schwingungen den kranken Mitbrüdern zur Gesundheit verhelfen.

In meiner Jugend hörte ich in meiner Heimat viel von „Vater Joann". Er war weit und breit wegen seiner wunderbaren Krankenheilungen bekannt. Ich habe viele Personen gekannt, die übereinstimmend ihn als einen sehr frommen, demütigen Menschen schilderten. Er fragte den Kranken, ob er unzweifelhaft glaube, daß Jesus Christus ihn heilen könne.

Wenn der Kranke dies bejahte, legte er ihm die Hände auf den Kopf und betete still eine kurze Zeit. Der Kranke fühlte plötzlich wie ein Feuer durch den Körper fahren — und war gesund. So lauteten alle Heilungsberichte.

Ich sah schon damals darin das Ziel echten Arzttums. Wenn wir mit unserer Wissenschaft dahin nur auf dem Wege steckenbleiben, so sollte doch trotz aller Wissenschaft dieses Ziel die eigentliche Sehnsucht unseres Wirkens sein.

Nachwort

In vorstehenden Abschnitten habe ich mein Heilsystem genau beschrieben und gezeigt, daß letzten Endes alle krankhaften Erscheinungen des menschlichen Körpers dieselbe Wurzel haben: die Ptose, die Magenerweiterung, hervorgerufen durch eine krankhafte Neigung der Seele zu übertriebenem materiellem Genuß. Mit Beseitigung der Ptose gehen bei richtiger Lebensweise die Krankheitssymptome zurück, und wenn die Organe und Gewebe von den Schlacken befreit sind, tritt vollständige Heilung ein durch die Rückwirkung auf Seele und Geist.

Ich bin mir dessen bewußt, daß in dieser Abhandlung häufige Wiederholungen vorkommen. Da ich auch für Laien geschrieben habe, kann man diesen die Grundprinzipien nicht oft genug erläutern.

Was ich hier niedergelegt habe, ist nicht eine theoretische Abhandlung, sondern ich habe immer alle erforschten Erkenntnisse erst an mir selbst erprobt und lebe danach. Dadurch nötigte ich meinen Körper und meine Seele, auch in schweren Lebenslagen mir zu dienen, damit ich meinen Patienten ein lebendiger Beweis für die Richtigkeit meiner Heilweise werden könne. So ist es mir gelungen, heute, im Alter von über 80 Jahren, in meiner ärztlichen Tätigkeit und auch in meiner sportlichen Lebensweise noch mit Freude wirken zu können.

*

Ich übergebe hiermit dieses Forschungsergebnis meines 50jährigen ärztlichen Wirkens meinen Nachfolgern mit dem Wunsche, daß sie es weiter ausbauen mögen zum Wohle der leidenden Menschheit!

*

Anhang

Zu nachstehenden vier Punkten einige Beobachtungen:

1. Massage
2. Sitzbad bzw. Spülung
3. Pflaster
4. Eßdisziplin.

   In allen 4 Punkten haben wir von Patienten, die sich nach dem Buche behandelt hatten und nachträglich — oft aus weiter Ferne! — in die Ordination kamen, sehr viel dazu gelernt: Man kann nämlich im Erklären nicht deutlich genug sein, damit sich keine Fehler einschleichen!

1. Massage.

Wir lassen uns von Patienten, die sich nach dem Buche behandelten, vorzeigen, wie sie es gemacht haben, und erleben da oft die stärksten Überraschungen: Krampfhaftes Versteifen der Arme, Aufdrücken mit dem Ballen, oft sogar auch falsche Richtung bei der Darmmassage und alles so schnell wie möglich.

Dazu: Die Arme müssen schon aus dem Schultergelenk heraus entspannt, nicht verkrampft sein. Die Massage hat mit dem Handteller, nicht mit dem Ballen, zu erfolgen. Sind doch gerade hier die stärksten eigenmagnetischen Ausstrahlungen des Körpers, die die gleichen Kräfte des Magens und des Darmes anregen, beleben — und nicht mit derber Kraft zerdrücken sollen. Wie oft sagen Patienten bei unserer Massage: „O wie wohl“, könnten aber bei der nötigen Entspannung und Einfühlung bei sich selbst dasselbe erreichen.

2. Sitzbad.

Patienten, einmal von der Idee erfaßt, übertreiben leicht und berichten mit Stolz, daß sie es mit der Temperatur der Bäder bis auf 8° gebracht haben. Das ist eine schlecht angebrachte Abhärtung und schadet nur, da sich bei 14—12° C die inneren Poren am stärksten öffnen und die Schlacken austreiben.

Zum Rumpfreibebad nimmt man einen rauhen Lappen oder rauhen Schwamm — für das Reibesitzbad einen echten, ganz weichen Naturschwamm, mit dem das Wasser über die äußeren Geschlechtsteile herauf (nicht hinunter) gespült wird.

3. Das Pflaster.

Erkennst du dich, du ferne Patientin, die das Pflaster aus Eitelkeit so tief auflegte, daß man es nicht bemerkt?

Bei Kopfbelastung, Schwindelgefühl gehört das Pflaster in das Grübchen zwischen dem unteren Schädelknochen und dem obersten Halswirbel. An dieser Stelle erreicht man die Hypophyse (Gehirnanhang). Bei tiefem Haaransatz Haare ausrasieren! Während der Pflasterbehandlung auftretende Unpäßlichkeiten, z. B. Drüsenanschwellung am Halse, gehören dazu und gehen vorüber. Nachträgliches Jucken, sogar Furunkelbildung (bitte nicht aufschneiden!!) beweisen nur, daß sich die Fremdstoffe dort einen Ausgang suchten und ein neues Pflaster nach 3 Wochen nötig ist. Bei starkem Jucken kann man aber eine nasse kalte Kompresse auflegen, Schafwolltuch drüber. Das lindert gleich den Juckreiz.

4. Eßdisziplin.

Patienten kommen sich oft sehr „patent“ vor, wenn sie „eine volle Stunde zum Essen brauchen und jeden Bissen genau 100mal durchkauen“ und sind sehr enttäuscht, wenn sie dafür nicht belobt werden.

Die Speicheldrüsen werden durch Saugen zur Tätigkeit angeregt (bei Zahnprothesen dauert es etwas länger). Dies soll v o r jedem Bissen, v o r jedem Schluck geschehen, damit alles gut mit Speichel durchsetzt werden kann. Diese Vorbereitung ist besser wie 100mal zählen! Die Verdauung beginnt im Mund — und nicht im Magen.

Schlechtes Einspeicheln hinterläßt auf der Zunge tiefe Risse.

Schaun Sie doch deshalb ab und zu (!!) in den Spiegel!

Dr. med. Alexander Rosendorff

28. Mai 1871

Am 16. Mai alten Stils, am 28. Mai neuen Stils, da wurde in Mehntak am Peipussee Alexander Siegfried Rosendorff geboren. Mehntak, am Rande eines Urwaldes, der sich von der baltischen Provinz Estland gegen Petersburg hinzieht; man sagt dort Peterburg, ohne s-.

Alexander Rosendorff hatte das Glück, tiefgläubige Eltern zu haben: die Mutter mit ihren Kenntnissen von manch heilsamen Kräutlein, von Streichen und Strichen — ließen in ihm schon in frühesten Kindheitsjahren die Sehnsucht erstehen, allen helfen zu können und Arzt zu werden.

Das eigentliche Kinderparadies aber wurde für ihn das Gut Hakhoff am Meer. Das war für die vier Jungen nicht nur eine Quelle der Freude — auch eine Quelle der Gesundheit und der Kraft.

Eine eigene Fügung ließ in ihm auch seine Berufsideale konkrete Formen annehmen. Der Nachbargutsherr war ein Herr von Wahl, ein Chirurg von Weltruf. Wenn er mit seinem Sohn über den Strand und durch die Wälder streifte und der kleine Ali mitdurfte, da hörte dieser dem großen Arzt wohl mit aller inneren Bereitschaft und voll kindlicher Begeisterung zu.

Und noch eine Freude trug er aus diesen Jahren in sein junges Leben. Dr. von Wahl blies Cornet, sein Sohn auch, und so lernte es der kleine Ali auf diesen Wanderungen ganz von selbst. Dieses Cornet-Blasen sollte ihm durchs Leben tönen, ja bis in die letzten Tage vor seinem Tod hinein. Blies er da nicht noch sein Lieblingslied:

„Ich bete an die Macht der Liebe,
die sich in Jesus offenbart."

Das Instrument hatte in seinem bewegten Leben oft gewechselt, die Freude daran nie!

Dann kam die Zeit, wo die Jungen zur Stadt mußten, in die Kreisschule, aufs Gymnasium. Vater hatte zu diesem Zweck in Reval in der Batteriestraße (nahe dem Hafen) ein Haus gekauft. Monatelang war die Mutter, dann wieder die Tante Anna bei ihnen.

Ein kleines Beispiel für seinen immer hilfsbereiten Charakter. Kaum war er in der Stadt, da hörte er von einem schmerzlichen Unfall, der seinen jüngsten Bruder Conta betroffen hatte. Dieser kam mit dem Ärmel in das Mühlrad. Das zog und zog ihm die Hand hinein und zerquetschte sie. Die erste Reaktion auf das schmerzliche Unglück seines Bruders war bezeichnend für ihn. Kaum selber kurze Zeit am Gymnasium, suchte er schnell Nachhilfestunden zu geben, und von seinem ersten Honorar kaufte er für den armen kleinen Bruder ein eben erschienenes Buch, am ersten Tag in den Handel gekommen — es war „Max und Moritz".

Nachdem er glücklich durch die Runde des Gymnasiums gekommen war, lag vor ihm eindeutig das Medizinstudium an der Universität in Dorpat. Dorpat, das „baltische Heidelberg", war nicht nur die bedeutendste Universität Estlands, sondern auch die bedeutendste im ganzen deutsch-nordischen Sprachraum. Hier wirkten Professoren von Weltruf, so der große Chirurg von Bergmann, hier der große Internist Schmidt, der wegen seiner bahnbrechenden Lehre über das Blut einfach „der Blutschmidt" genannt wurde. Es war ein Wunderbares, sich von solchen Größen formen zu lassen.

Nur 4 Semester waren ihm in Dorpat vergönnt. Er mußte ein staatliches Stipendium anstreben und kam für die nächsten 6 Semester an die Kaiserlich-Militär-Medizinische Akademie nach Petersburg.

Die letzten 4 Semester sehen ihn wieder in Dorpat, wo er im März 1898 mit dem Arzt-Diplom abschloß. Sein erster Weg nach Hause zur Mutter. Dort wartete schon ein wichtiger Auftrag für ihn. Eine Fürstin Mussinpuschkin lag in einer schwierigen Komplikation ihrer Entbindung und schickte in Todesnot um den kaum gewordenen jungen Arzt, dem schon ein Ruf von Können und Güte vorausgeeilt war. Die Fahrt durch den russischen Winter mit der Dreiertroika war ein gesegneter Start für sein ärztliches Wirken!

Noch konnte er sich aber nicht ganz dem persönlichen Wirken als Arzt widmen. Dadurch, daß er für 6 Semester ein Stipendium erhalten hatte, hatte er auch die Verpflichtung übernommen, für jedes Jahr Stipendium 1 1/2 Jahre Militärdienst zu leisten. Für 3 Jahre also 4 1/2 Jahre Militärdienst beim 54. Dragonerregiment in Polen. Hier waren auch Kameraden aus der Heimat, so der lange Manteuffel, Wolff Wrangel, Namen, deren Träger im Baltisch-Estnischen Freiheitskampf leuchtend voran in den Tod gingen.

Er war gerne beim Militär gewesen — immer zu Pferde, das weite Land vor sich! Doch fühlte er gar bald, daß er für seine ärztliche Wissenschaft nicht viel leisten konnte. So verließ er nach den 4 1/2 vorgeschriebenen Pflichtjahren das Regiment. Mit dem Oberstleutnantsrang, verbunden mit dem Adel, wovon er aber nie Gebrauch machte, ebensowenig von dem Titel eines Hofrates, der ihm für seine Verdienste verliehen wurde.

Nun begann er eine private Praxis von 1903 bis 1907 in Petersburg als Gefängnisarzt, wo er viel Gutes stiften konnte. Gleichzeitig war er Vizedirektor des Wosnessenski-Krankenhauses.

Daraufhin nicht ein äußerlicher, aber ein innerlicher ungebundener Aufstieg, der eine ungeheure Entwicklung für den „inneren Arzt" in ihm bedeutete.

Sein Bruder Gottfried (Gutte) machte archäologische Studien und Ausgrabungen im Kaukasus. So ging er ihm nach und wurde Arzt in Helenendorf in Transkaukasien, einer deutschen Kolonie von Schwaben, benachbart von Armeniern und Tataren.

In der Aufgeschlossenheit und Disziplin solcher naturverbundener Patienten wurde auch seine ärztliche Ausstrahlung wunderbar geweckt und gefördert. In der Abgeschlossenheit dieser grandiosen Natur öffnete sich sein Herz und wissenschaftliches Können erstmalig dem demütigen Forschen in der Naturheilbehandlung, dem Arzt in ihm, dem er dann später so klar und bestimmt folgen sollte. Es war „die schönste Zeit seines Lebens".

Aber das Leben ging weiter . . .

und führte ihn als Stadtarzt und Leiter des Kreiskrankenhauses nach Werro 1909-1918. Hier führte er seine ersten wissenschaftlichen Reformen durch, hier kämpfte er gegen die übliche Pockenimpfung. — Aber die Zeit stand auf Sturm! Und jede Welle brachte ihm auch den Sturm der Gnade.

Eines Abends um acht Uhr kam eine Bolschewikin zu ihm: „Pane Doktor. Sie haben mir das Leben gerettet! Ich will Ihnen ein Gleiches tun! Sie stehen auf der Todesliste! Morgen um 4 Uhr früh sollen Sie erschossen werden — wie alle Aristokraten, Deutschen und Intellektuellen!" Noch 4 Stunden! Um 12 Uhr Mitternacht war er über der Grenze! — Um vier Uhr früh wurde im Kasernenhof auch sein Name aufgerufen. Doch er war weit, getragen von der Dankbarkeit einer Patientin, der Frau eines Anhängers jener, die ihn zu erschießen beauftragt gewesen waren! Gott segne diese mutige Frau!

Das war die Flucht von anno 1918!

So kam er nach Deutschland! Hier lernte er Dr. Lahmann und dessen Sanatorium „Weißer Hirsch" bei Dresden kennen. Er wurde befreundet mit Rudolf Schnabel, dem ersten wissenschaftlichen Bearbeiter der Augendiagnose. Welch wunderbares Zusammentreffen! War er doch selber auch seit jenen Jahren im Kaukasus in jedem Patienten diesem Zusammenhang im menschlichen Organismus nachgegangen. „Die Augendiagnose gab mir der Herr als Lohn für demütiges Forschen!" — Er lernte auf dieser Flucht auch das Buch von Louis Kuhne kennen: Die neue Heilwissenschaft. Er sah durch diese Anschauungen auch seine eigenen Erfahrungen gerechtfertigt — und nahm die Kuhn'sche Behandlungsmethode dankbar in sein eigenes Rüstzeug auf.

Er lernte Cesare Mattei (Bologna) kennen in dessen Versuchen der Herstellung homöopathischer Heilmittel. Und dann das großangelegte Isowerk in Regensburg mit den Herstellungsstationen der spagyrischen Gärung, Grundstoff der Isomittel, die er nach reiflicher Erprobung für seine weitere Praxis anwendete. Grad und eindeutig — ohne Kompromisse! Das war eine leuchtende Erkenntnis, sozusagen aus der Seele der Pflanzen gezogen, wirkend auf die Seele des Patienten und durch diese auf den erkrankten Organismus.

Wie paßten diese Medikamente („die Kügelchen") in seine Behandlung von Leib, Seele und Geist! Und durch diese Rückwirkung auf den im Patienten wach und hellgewordenen Göttlichen Funken! —

Im Herbst des Jahres 1920 hatte sich Estland in harten Kämpfen seine Unabhängigkeit und Freiheit von Rußland zurückerkämpft. Reval — Hauptstadt der nun selbständig gewordenen Republik Estland!

Dort prangte nach kurzer Zeit draußen im Stadtteil Katharinental, Mäekalda 8 (Waldstraße) ein Hausschild: Dr. med. Alexander Rosendorff, Homöopath. Die Patienten wußten mit dieser Bezeichnung nicht viel anzufangen, aber sie kamen — und der da drinnen war gut und half ihnen und machte sie gesund.

Nach verhältnismäßig kurzer Zeit mußten die Patienten vorgemerkt werden — auf lange Sicht! Rosendorffianer und Rosendorffisten, wie sie sich nannten, warteten geduldig.

Es war erklärlich, daß es ihm die Fachgenossen nicht leicht machten:

„Was dir mißlingt, verzeihen sie selten!
was dir gelingt, verzeihen sie nie!!"

Nach 20 Jahren Praxis in der Heimat standen die Zeiten wiederum auf Sturm! Die Russen hatten Estland, Reval, zurückerobert. Enteignet! Ausgewiesen!

Letzter Termin „Heim ins Reich". — Da ging auch er, 1942 — und er kam nach Wien.

Nein! Wien wird nicht im Sturm gewonnen — Wien will, wenn überhaupt möglich, nur langsam erobert sein. Die weltberühmte Wiener medizinische Schule mit ihren Ärzten von Weltruf — und diese Prägung trägt jeder einzelne, der daraus hervorgegangen — hat starken Einfluß auf die Patienten — und er — ein Flüchtling, der wohl durch alle Phasen der Schulmedizin durchgegangen war, aber nun seine eigene Methode als Naturheilarzt verficht und konsequent durchführt! So bildete jene Schar der Ungeheilten, der Enttäuschten, oft aus dem Spital Geflüchteten das erste Kontingent seiner Sprechstunden. Und trotzdem war bald Vormerkung auf lange Sicht nötig!

Sie kamen aus Wien, sie kamen „vom Land" — und sie kamen vom Ausland! Immer Enttäuschte, die schon manche Richtung der Behandlung ertragen hatten. Auch er machte es den Patienten nicht leicht. Seine Erkenntnisse erforderten vom Patienten starke Disziplin — wie er diese an sich selbst am strengsten durchführte. „Sind Sie Raucher?" — „Bitte, dann kommen Sie erst nach 3 Wochen, die Sie nicht geraucht haben, wieder." Und ohne Gegenmittel, nur mit dem Einsatz des persönlichen Willens, der allein die beste geistige Medizin ist.

Und sie kamen! Am meisten Überraschung war es, daß darunter auch ein hoher Beamter der Österreichischen Tabakregie war!

Das war der Boden, wo eine Heilung des Gesamtorganismus ansetzen konnte, weil der einzelne mithalf!

Aus solcher Einstellung heraus war es ihm auch etwas Selbstverständliches, daß seine Behandlung keinen Sanatoriumsaufenthalt erfordert — ja sogar ablehnt —, sondern dem Patienten eine Lebensweise zu werden hat, die ihn für sein ganzes weiteres Leben umformen soll!

So wurde seine Behandlung immer innerlicher, getreu den göttlichen Gesetzen der Natur. Immer sicherer in der Art der Diagnose, hatten ihm die Russen doch auch die Zustellung seines Augenapparates aus Reval durchgeführt. Das wertvollste Stück, was er besaß! „Die Augendiagnose gab mir der Herr als Lohn für demütiges Forschen!"

Dr. med. Alexander Rosendorff hat am 21. Januar 1963 im Alter von 92 Jahren den Schauplatz seines irdischen Wirkens verlassen. Bis zu seinen letzten Stunden galt seine Fürsorge den Kranken, die aus den fernsten Gegenden der Erde bei ihm Hilfe suchten.

Linda Rosendorff

Inhaltsverzeichnis